U0204109

胆道感染疑难病例解析

名誉主编　赵玉沛　陈规划　窦科峰

主　　编　全志伟

副 主 编　梁力建　李秉璐　李相成　刘厚宝

顾　　问　李宏为　姜洪池

编　　委（以姓氏笔画为序）

万赤丹	王 坚	王广义	王立峰	叶 辉
田毅峰	白雪莉	朱凤雪	朱继业	刘永锋
刘青光	刘建生	刘厚宝	刘颖斌	李 波
李宏为	李秉璐	李学民	李相成	李桂臣
吴德全	宋 志	张永杰	张雅敏	张雷达
陈启龙	罗志强	赵红川	姜洪池	袁 涛
郭 源	曹利平	梁廷波	程南生	曾永毅
霍 枫				

编写秘书　龚 伟　汤朝晖

人民卫生出版社

·北京·

图书在版编目（CIP）数据

胆道感染疑难病例解析 / 全志伟主编. —北京：
人民卫生出版社，2023.12
ISBN 978-7-117-34116-5

Ⅰ. ①胆… Ⅱ. ①全… Ⅲ. ①胆道疾病–疑难病–病
案–分析 Ⅳ. ①R575

中国版本图书馆 CIP 数据核字（2022）第 227814 号

人卫智网 www.ipmph.com	医学教育、学术、考试、健康，	
	购书智慧智能综合服务平台	
人卫官网 www.pmph.com	人卫官方资讯发布平台	

胆道感染疑难病例解析
Dandao Ganran Yinan Bingli Jiexi

主　　编：	全志伟
出版发行：	人民卫生出版社（中继线 010-59780011）
地　　址：	北京市朝阳区潘家园南里 19 号
邮　　编：	100021
E - mail：	pmph @ pmph.com
购书热线：	010-59787592　010-59787584　010-65264830
印　　刷：	北京瑞禾彩色印刷有限公司
经　　销：	新华书店
开　　本：	889×1194　1/32　印张：8.5
字　　数：	213 千字
版　　次：	2023 年 12 月第 1 版
印　　次：	2024 年 1 月第 1 次印刷
标准书号：	ISBN 978-7-117-34116-5
定　　价：	115.00 元

打击盗版举报电话：010-59787491	**E-mail：WQ @ pmph.com**
质量问题联系电话：010-59787234	**E-mail：zhiliang @ pmph.com**
数字融合服务电话：4001118166	**E-mail：zengzhi @ pmph.com**

编者（以姓氏笔画为序）

万赤丹　华中科技大学同济医学院附属协和医院

王　坚　上海交通大学医学院附属第六人民医院

王　建　天津市第一中心医院

王国斌　安徽医科大学第一附属医院

卢　炯　四川大学华西医院

叶　辉　四川大学华西医院

叶于富　浙江大学医学院附属第一医院

田佩凯　深圳大学总医院

白雪莉　浙江大学医学院附属第一医院

冯丽娟　安徽医科大学第一附属医院

朱继业　北京大学人民医院

朱锦德　丽水市中心医院

刘　念　安徽医科大学第一附属医院

刘建生　山西医科大学第一医院

刘孟刚　重庆两江新区第一人民医院

孙　旭　湖州市中心医院

严　强　湖州市中心医院

苏力担卡扎·仇曼　新疆医科大学第一附属医院

李　民　华中科技大学同济医学院附属协和医院

李　照　北京大学人民医院

李秉璐　北京协和医院

李学民　郑州大学附属郑州中心医院

李相成　江苏省人民医院

3

李桂臣　中国医科大学附属第一医院

李晓武　深圳大学总医院

杨传鑫　上海交通大学附属第六人民医院

肖剑春　北京协和医院

吴　昕　北京协和医院

吴　琛　江苏省人民医院

吴向嵩　上海交通大学医学院附属新华医院

吴若林　安徽医科大学第一附属医院

吴德全　哈尔滨医科大学附属第二医院

何铁英　新疆医科大学第一附属医院

余　杰　山西医科大学第一医院

辛　洋　青岛大学附属医院

汪邵平　中国人民解放军南部战区总医院

沈　盛　复旦大学附属中山医院

宋黎明　郑州大学附属郑州中心医院

张　坤　丽水市中心医院

张雅敏　天津市第一中心医院

陈　实　福建省立医院

陈　朗　中国医科大学附属第一医院

陈启龙　新疆医科大学第一附属医院

邵初晓　丽水市中心医院

林雨佳　哈尔滨医科大学附属第二医院

季　茹　中国人民解放军南部战区总医院

孟凡斌　中国医科大学附属第一医院

赵小英　安徽医科大学第一附属医院

赵红川　安徽医科大学第一附属医院

胡彦华　哈尔滨医科大学附属第二医院

段希斌　郑州大学附属郑州中心医院

洪德飞　浙江大学医学院附属邵逸夫医院

姚爱华　江苏省人民医院

袁　涛　中国人民解放军陆军特色医学中心

耿小平　安徽医科大学第一附属医院

倪晓凌　复旦大学附属中山医院

郭　源　青岛大学附属医院

黄　龙　福建省立医院

黄　帆　安徽医科大学第一附属医院

龚　伟　上海交通大学医学院附属新华医院

常　啸　安徽医科大学第一附属医院

霍　枫　中国人民解放军南部战区总医院

魏志刚　山西医科大学第一医院

点评专家名单（以姓氏笔画为序）

王　坚　上海交通大学医学院附属第六人民医院

王健东　上海交通大学医学院附属新华医院

刘厚宝　复旦大学附属中山医院

汤朝晖　上海交通大学医学院附属新华医院

李秉璐　北京协和医院

张永杰　上海东方肝胆外科医院

洪德飞　浙江大学医学院附属邵逸夫医院

龚　伟　上海交通大学医学院附属新华医院

曾永毅　福建医科大学附属第一医院

序言

　　胆道疾病是外科常见疾病之一，其诊治在外科临床实践中占有非常重要的地位。而正确诊断和处理胆道感染，关系到患者生命健康。近年来，随着抗菌药物的广泛使用，细菌的耐药性逐渐增多，多重耐药菌的检出率不断升高，急性胆道感染的诊治日趋复杂。为进一步规范急性胆道系统感染的诊断和治疗，在中华医学会外科学分会胆道外科学组的组织和指导下，集全国胆道领域知名专家编撰本部病例集，希望为临床工作提供更合理与具体的诊断和治疗策略。

　　这本病例集与常见的胆道感染专著不同，它是基于 22 例患者的诊断治疗经过，由各位编写者精心组织文字逐步分析，引出自己的诊疗体会和经验教训。同时本集锦也邀请胆道感染领域专家一同参与病例的点评，旨在通过点评，将胆道感染的规范化诊疗流程呈现给临床医生，对临床实际工作具有一定参考价值，希望读者从中能有所收获。

中华医学会会长
中国科学院院士
北京协和医院名誉院长
2023 年 6 月

众所周知，胆道感染是外科常见、多发的一类疾病。由于我国各地区间发展不平衡，临床医师对于胆道感染的认知不同，因此，规范胆道感染的诊断和治疗，减少不良事件的发生，具有非常重要的意义。

在中华医学会外科学分会主任委员赵玉沛院士的关心指导下，中华医学会外科学分会胆道外科学组组织编写了《胆道感染疑难病例解析》。本书通过对胆道感染病例的介绍，在为每个患者量身定制诊疗方案，达到患者治疗效果优化的同时，也使医务专业人员更好地规范胆道感染诊治，从而探索和建立胆道感染的规范化诊疗模式。

本书汇集了来自全国不同地区 20 余家胆道感染诊疗中心的临床经验。以病例为线索阐述内容，以图文形式呈现胆道感染疾病在临床实践中的常见病例诊治过程，以及诊治意见和专家点评。尤其是在专家点评的模块，更突出对于该病例治疗思路的分析和点评，引导临床医生规范化治疗胆道感染相关疾病。

衷心感谢各位编委的大力支持，感谢大家在繁忙的临床工作之余，为本书的撰写所付出的努力。

本书主要面向胆道感染领域的一线临床医师，希望通过本书的编写优化胆道感染的规范化诊疗，在从实践到理论，从理论到实践的循环往复中，不断提高胆道感染领域临床医师的诊治水平，进而使更多患者获益！

中华医学会外科学分会全国常务委员
中华医学会外科学分会胆道外科学组组长
2023 年 6 月

目录

病例 1

一例先天性胆管扩张症Ⅰ型诊治过程的病例分析

病例介绍

患者，女性，29岁，已婚，未育。

1. 胆道术后半年余，因"反复右上腹部隐痛不适伴畏寒发热3个月余"入院。

2. 既往史

（1）2018年5月在浙江某医院体检发现肝外胆管扩张。

1）体格检查：未发现黄疸及腹水，未扪及腹部明确包块，右上腹部压痛可疑。

2）化验检查：血常规及肝肾功能化验结果均在正常范围。

3）磁共振胰胆管成像（MRCP）：胆总管囊状扩张（图1-1）。

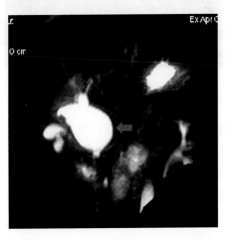

图1-1　胆总管囊状扩张（Todani Ⅰ型）

4）术前诊断：先天性胆总管囊状扩张症（Todani 分型 I 型）。

5）治疗：患者选择接受腹腔镜下胆囊切除术＋胆总管囊肿切除术＋胆肠 Roux-en-Y 吻合术。

6）术后恢复：术后第 3 天出现轻微胆漏，经通畅引流、营养支持等对症处理后痊愈出院。

（2）2018 年 9 月开始，反复出现发热、腹痛和黄疸，均在外院予以抗感染、保肝、退黄治疗后好转。

（3）2018 年 10 月外院 MRCP：胆肠吻合口狭窄，肝内胆管轻度扩张（图 1-2）。

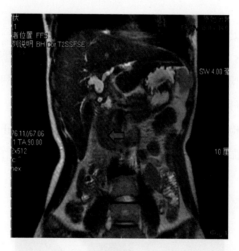

图 1-2　胆肠吻合口狭窄

患者选择继续抗感染（头孢曲松钠、头孢唑肟钠）、保肝（复方甘草酸苷片）和退黄（熊去氧胆酸片）治疗。

（4）2018 年 11 月，因胆管炎再次发作，就诊于上海某家医院，行经内镜逆行胆胰管成像（ERCP）检查，术中置管失败。

（5）2018 年 11 月，辗转就诊于上海另一家医院，拟行经皮肝穿刺胆管引流术（PTCD）检查及治疗，因术中无法置入支架，且患者拒绝行外引流治疗，仅仅行 PTCD 造影检查。

　　PTCD 术中造影：胆肠吻合口狭窄，肝内胆管轻度扩张（图 1-3）。

　　患者胆管炎症状继续发作（图 1-4～图 1-6）。

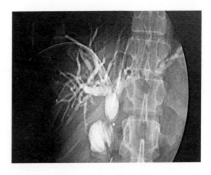

图 1-3 PTCD 造影

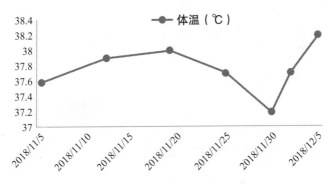

图 1-4 术后体温变化趋势

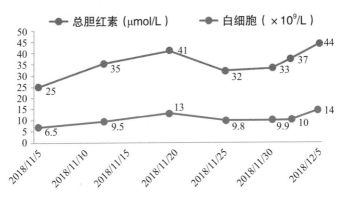

图 1-5 术后胆红素及白细胞计数的变化

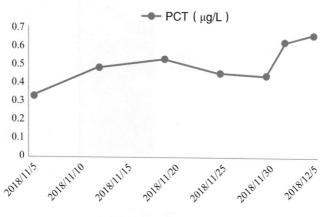

图1-6 术后降钙素原变化

3. 入我院就诊（第一次术后8个月）

（1）主诉：反复畏寒发热伴眼黄尿黄3个月余。

（2）查体：神清，T 38℃，巩膜轻度黄染，右上腹部压痛（+），上腹部陈旧性穿刺孔手术瘢痕，余检阴性。

（3）实验室检查

血常规：白细胞（WBC）：11.26×10^9/L，NE 81%，血红蛋白（Hb）：111g/L。

肝功能：白蛋白（ALB）：33g/L，总胆红素（TBIL）：34.6μmol/L，丙氨酸氨基转移酶（ALT）：72U/L，天冬氨酸氨基转移酶（AST）：58U/L。

（4）影像学检查

腹部彩超：可疑胆总管小结石。

肝脏MRI+MRCP：吻合口狭窄，肝总管内小结石（图1-7）。

（5）术前诊断：胆肠吻合口狭窄、胆管结石、胆道感染、胆道术后、ERCP术后、PTCD术后。

（6）外科手术方式：胆肠吻合口拆除重建+肠肠吻合口拆除

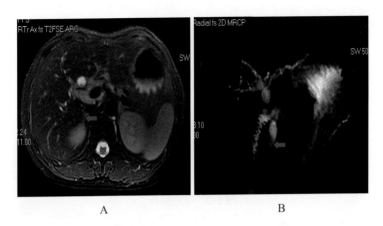

A   B

图 1-7 术前 MRI 及 MRCP

重建。

术中照片：原胆肠吻合口几乎闭塞，切除原胆肠吻合口，并进行重建（图 1-8、图 1-10）。

术中照片：原肠肠吻合口为侧侧吻合、且距胆肠吻合口距离为25cm；拆除原肠肠吻合口，改为端侧吻合，距胆肠吻合口距离为55cm（图 1-9、图 1-10）。

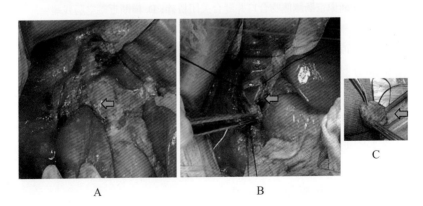

A   B   C

图 1-8 术中照片

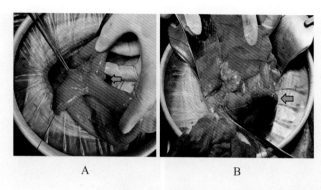

图 1-9 术中照片

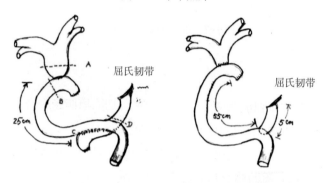

图 1-10   手术示意图（耿小平教授手绘图）

A. 切断残留的扩张的肝总管；B. 横断桥袢空肠，原胆肠吻合口已完全狭窄不通；
C. 切断原空肠侧侧吻合口并缝合关闭桥袢；D. 横断近端空肠残端

术后病理：（胆肠吻合口）镜检见部分黏膜糜烂脱落，黏膜下广泛充血、出血，肉芽组织及瘢痕形成（图 1-11）。

术中胆汁培养结果：大肠埃希菌。

（7）术后抗感染方案：哌拉西林/他唑巴坦（4.5g/每 8h 1 次/

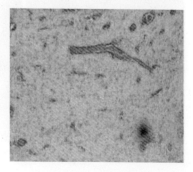

图 1-11   术后病理

静脉滴注）。

（8）术后恢复情况

术后第 1 天：下床活动、少量饮水。

术后第 2 天：流质饮食。

术后第 3 天：复查上腹部平扫 CT，未见腹腔积液等异常情况（图 1-12），拔除腹腔引流管；停用抗生素。

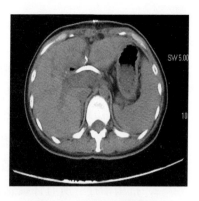

图 1-12 术后复查腹部 CT

术后第 6 天：普食，顺利出院。

围手术期无外科手术并发症发生。

（9）术后随访：随访截至 2020 年 9 月 26 日，随访时间 21 个月，体重较前增加 2kg，育有 1 子；长期服用熊去氧胆酸片，无再发腹痛、黄疸和发热等不适；复查 MRCP 提示胆肠吻合口通畅（图 1-13）。

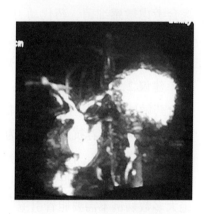

图 1-13 术后复查 MRCP

4. 治疗经过小结（图 1-14）

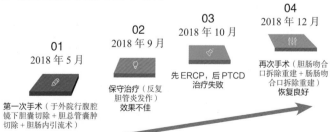

01
2018 年 5 月
第一次手术（于外院行腹腔镜下胆囊切除 + 胆总管囊肿切除 + 胆肠内引流术）

02
2018 年 9 月
保守治疗（反复胆管炎发作）效果不佳

03
2018 年 10 月
先 ERCP，后 PTCD 治疗失败

04
2018 年 12 月
再次手术（胆肠吻合口拆除重建 + 肠肠吻合口拆除重建）恢复良好

图 1-14 治疗经过

┃ 指南节选及推荐 ┃

节选自急性胆道感染东京指南 2018 版（TG18）。

1. 诊断标准与严重程度评估　本病例中患者出现腹痛、发热、黄疸，炎症反应指标升高，肝功能化验异常，影像学提示肝内胆管轻度扩张、胆肠吻合口狭窄，提示急性胆管炎，结合症状、体征和治疗反应，考虑为轻度急性胆管炎。

2. 抗菌治疗　所有怀疑急性胆管炎的患者应立即使用抗菌药物（A 级推荐），进行胆汁培养（B 级推荐）。选择抗菌药物时，应综合考虑敏感细菌、药代动力学和药效动力学、局部抗菌谱、既往抗菌药物使用史、肝肾功能、过敏和其他不良事件史（建议 1，D 级）。对于胆管 – 空肠吻合的病例，推荐覆盖厌氧菌的抗感染方案（建议 2，C 级）。本例患者术中胆汁培养结果为大肠埃希菌，结合药敏试验结果，术后抗感染方案选用敏感抗生素。一旦感染源被有效控制，推荐抗感染疗程为 4~7 天（建议 1，C 级）。

3. 外科治疗　任何抗菌治疗都不能替代解除胆道梗阻的治疗措施。对于轻度急性胆管炎，使用包括抗生素在内的初始治疗即可，绝大多数病例不需要胆管引流。对于中度急性胆管炎，需要早期内镜下或经皮穿刺胆管引流治疗。对于重度急性胆管炎，经过初始治疗和呼吸或循环支持治疗、全身情况改善后，尽早进行胆管引流。

┃ 病例总结 ┃

1. 囊肿完整切除和肝总管 – 空肠 Roux-en-Y 吻合术是成人无症状 I 型先天性胆总管囊状扩张症的标准手术方式，腹腔镜手术可作为外科治疗方式的首选。

2. 胆管炎发作甚至是胆肠吻合口狭窄是胆管 – 空肠内引流术

后常见的严重并发症之一，逐步开展推广以及规范化实施腹腔镜下胆管 - 空肠吻合术是减少胆管炎或胆肠吻合口狭窄等术后并发症的关键所在。同时，腹腔镜下吻合的方式和技术、操作医生的熟练程度以及缝线材料的选择亦是至关重要的。

3. 对于胆肠内引流术后出现吻合口狭窄的患者，经皮球囊扩张或内镜下置入支架可以考虑作为初始治疗的选择方式。

4. 对于胆肠内引流术后出现胆肠吻合口严重狭窄、胆管炎反复发作或经皮 / 内镜治疗失败的情况，开腹再次手术重建胆肠吻合口才是确定性的治疗选择。

自 1995 年 Farello GA 等首次报道实施腹腔镜下胆总管囊肿（choledochal cyst，CC）切除手术以来，微创外科手术（包括机器人手术）在先天性胆总管囊状扩张症的外科治疗中的应用越来越广泛，在减少术中出血、减轻术后疼痛、恢复早期活动和缩短住院时间等方面具有显著优势。然而，微创外科手术在 CC 外科治疗中也带来以下一些问题：其一，不少研究相继报道在术后短期随访时间内出现高胆肠吻合口狭窄率和再手术率，究其原因，外科医生倾向于选择残留有一定长度的肝总管来进行胆肠吻合，这在腔镜下更容易完成，而不是更高位或更宽口径的肝管空肠吻合方式。肝总管下切缘本身可能是未彻底切除而存在部分病变的囊肿组织，这是术后胆肠吻合口出现狭窄的危险因素之一。其二，腔镜手术有高达 5% ~ 13% 的患者需要进行输血，术中不慎的操作对门静脉和肝右动脉意外损伤的案例时有发生，尤其是对于尚未度过学习曲线的初学者以及血管和胆管存在解剖学变异的情况下，这可能是造成高输血率的主要原因。其三，术后随访发现胆管癌变最常见的部位是胆肠吻合口附近的肝总管，其次是肝内胆管和残留的远端胆总管。现有文献缺乏对胆总管远端切缘的精确描述，胰腺段残留的胆总管长度尚缺乏统一的意见。其四，胆肠吻合口出现狭窄或者胆管发生癌变可能是发生在术后 10 年甚至更长时间。现有文献对患者术后随访的时间往往比较短，绝大多数都在 5 年以内，其远期并发症尚待进一步观察研究。

因此，如何进一步规范腔镜下胆总管囊肿的外科手术治疗？这已成为微创外科时代每一位胆道外科医生必须要认真思考的一个重点问题。我们认为腔镜与机器人在内的复杂微创手术最好是在具有严格手术训练的专科中心且由经验丰富的主刀医生施行，再逐步推广开来。微创外科手术治疗先天性胆总管囊状扩张症首先要保证做到根治性肝外胆管的切除和更宽口径的肝管空肠吻合术。该患者术后短期内出现胆管炎发作的情况，最先选择抗感染等对症治疗，症状得到缓解。后因出现胆管炎症状频繁发作，先后尝试内镜和介入的微创治疗方式，均未从根本上解决胆道感染和胆肠吻合口狭窄的问题。胆肠吻合术后一旦出现因吻合技术本身或胆肠反流等原因导致的胆道感染频繁发作甚至是吻合口狭窄的情况，内镜或介入下治疗可以作为初始干预的选择。对于内镜或介入下治疗失败的病例，最终需要进行再次手术重建胆肠吻合。

（吴若林　黄帆　赵红川　王国斌　刘念　冯丽娟

赵小英　常啸　耿小平）

安徽医科大学提供了一个非常好的病例，类似的病例我们在临床实践中也是经常遇到。安徽医科大学同道们对该病例的成功处理也为我们临床诊治该类患者提出了很好的临床思路和借鉴。从该患者的处理中，可能还是有些值得我们进一步思考的地方，就如安徽医科大学同道提出的，胆总管囊性扩张的吻合处理特别是腔镜下手术的规范性问题，残留胆管长度的问题，我们在临床上也遇见过为了腔镜吻合的便利，胆管残留段过长，以致胆管扭曲狭窄。另外，在该患者的再次手术中，患者如能术前进行PTCD引流改善症状、控制胆道感染并改善肝功能的情况，同时患者全身情况调整良好之后有利于手术顺利进行。其次，术前应充分评估营养状态并进行营养调整，另外如能有多学科会诊（MDT）团队（感染，营养，麻醉），加速康复措施的应用情况有所体现，将会更完善。

（龚伟　李秉璐　曾永毅）

参考文献

[1] Miura F, Okamoto K, Takada T, et al. Tokyo Guidelines 2018: initial management of acute biliary infection and flowchart for acute cholangitis[J]. J Hepatobiliary Pancreat Sci, 2018, 25(1): 31-40.

[2] Gomi H, Solomkin JS, Schlossberg D, et al. Tokyo Guidelines 2018: antimicrobial therapy for acute cholangitis and cholecystitis[J]. J Hepatobiliary Pancreat Sci, 2018, 25(1): 3-16.

[3] Yeung F, Fung ACH, Chung PHY, et al. Short-term and long-term outcomes after Roux-en-Y hepaticojejunostomy versus hepaticoduodenostomy following laparoscopic excision of choledochal cyst in children[J]. Surg Endosc, 2020, 34(5): 2172-2177.

[4] Birgin E, Téoule P, Galata C, et al. Cholangitis following biliary-enteric anastomosis: A systematic review and meta-analysis[J]. Pancreatology, 2020, 20(4): 736-745.

[5] Okabayashi T, Shima Y, Sumiyoshi T, et al. Incidence and Risk Factors of Cholangitis after Hepaticojejunostomy[J]. J Gastrointest Surg, 2018, 22(4): 676-683.

[6] 耿小平. 重新认识胆肠内引流术 [J]. 临床外科杂志，2010，18（2）：73-74.

[7] Urushihara N, Fukumoto K, Fukuzawa H, et al. Long-term outcomes after excision of choledochal cysts in a single institution: operative procedures and late complications[J]. J Pediatr Surg, 2012, 47(12): 2169-2174.

[8] Li S, Wang W, Yu Z, et al. Laparoscopically assisted extrahepatic bile duct excision with ductoplasty and a widened hepaticojejunostomy for complicated hepatobiliary dilatation[J]. Pediatr Surg Int, 2014, 30(6): 593-598.

[9] Wang J, Zhang W, Sun D, et al. Laparoscopic treatment for choledochal cysts with stenosis of the common hepatic duct[J]. J Am Coll Surg, 2012, 214(6): e47-e52.

[10] Lal R, Behari A, Hari RH, et al. Variations in biliary ductal and hepatic vascular anatomy and their relevance to the surgical management of choledochal cysts[J]. Pediatr Surg Int, 2013, 29(8): 777-786.

[11] Thanh L, Hien PD, Dung le A, et al. Laparoscopic repair for choledochal cyst: lessons learned from 190 cases[J]. J Pediatr Surg, 2010, 45(3): 540-544.

[12] Liem NT, Pham HD, Dung le A, et al. Early and intermediate outcomes of laparoscopic surgery for choledochal cysts with 400 patients[J]. J Laparoendosc Adv Surg Tech A, 2012, 22(6): 599-603.

[13] Senthilnathan P, Patel ND, Nair AS, et al. Laparoscopic Management of Choledochal Cyst-Technical Modifications and Outcome Analysis[J]. World J Surg, 2015, 39(10): 2550-2556.

[14] Lee SE, Jang JY. Development of biliary malignancy after cyst excision for congenital choledochal cysts: what should we do?[J]. J Gastroenterol Hepatol, 2013, 28(2): 210-212.

[15] Ohashi T, Wakai T, Kubota M, et al. Risk of subsequent biliary malignancy in patients undergoing cyst excision for congenital choledochal cysts[J]. J Gastroenterol Hepatol, 2013, 28(2): 243-247.

[16] Geng XP. How to balance the development of new surgical techniques and protection of patients'health interests[J]. HepatoBiliary Surg Nutr, 2020, 9(3): 333-335.

病例 2

肝移植术后胆道复杂感染病例

病例介绍

患者肝移植术后，因"胆道感染"3 次入院。

1. 第一次入院

（1）患者，男，58 岁。

（2）主诉：肝移植术后 18 年，发热伴腹痛 2 天。

（3）现病史：患者 18 年前因"乙肝肝硬化，肝功能衰竭"于我院行"原位肝移植术"，术后规律服用免疫抑制剂，12 年前自行停用。2 天前饮冷饮后出现间断上腹部绞痛伴发热，寒战，伴全身乏力，否认腹泻，否认尿痛、尿频，否认咳嗽咳痰，否认咽痛。既往糖尿病病史，口服拜糖平治疗，血糖控制不佳。

（4）查体：T 39.3 ℃，心率 110 次 /min，呼吸 22 次 /min，血压 90/60mmHg，腹软，上腹部压痛，无反跳痛、肌紧张、腹膜炎表现。

（5）实验室检查

血常规：WBC 13.0×10^9/L，中性粒细胞 93%，Hb137g/L，血小板（PLT）109×10^9/L。

肝功能：ALT 132U/L，AST 141U/L，TBIL 207.2μmol/L，直接胆红素（DBIL）160.8μmol/L，ALB 26.4g/L，葡萄糖（Glu）10.90mmol/L。

MRCP：胆总管及肝总管结石，部分肝内胆管扩张，肝内胆管及胆总管多发管壁增厚（图 2-1）。

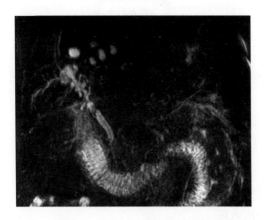

图2-1　MRCP（第一次入院）

（6）诊断：急性胆管炎、胆总管及肝总管结石、肝移植术后。

（7）入院治疗方案

1）保肝治疗（多烯磷脂酰胆碱）。

2）抗感染治疗（亚胺培南西司他丁、奥硝唑）。

3）入院后行ERCP胆管取石术，留置ENBD（经内镜鼻胆管引流术）。网篮取出黑色结石两枚，较大者直径1.2cm，并置入ENBD（胰胆管引流液涂片示：可见数个淋巴细胞、中性粒细胞及红细胞。另见大量真菌成分）。患者厌氧菌培养结果回报：克柔念珠菌，伏立康唑敏感。参考细菌培养结果合理用药。后病情好转，于置管5天后拔除引流管并出院。

2．第二次入院（出院15天后）

（1）主诉：肝移植术后18年，反复发热1个月。

（2）现病史：发热2天，T$_{max}$38.2℃。

（3）查体：神清、皮肤巩膜黄染、体温（T)37.7℃、脉搏（P）76次/min，呼吸（R）18次/min，血压（BP）140/80mmHg。腹平软，全腹无压痛、反跳痛及肌紧张等腹膜炎体征。

（4）血常规：WBC 2.5×10^9/L，中性粒细胞（NE）86%，Hb

81g/L，PLT 153×10⁹/L。

（5）肝肾功能：ALT 111U/L，AST 220U/L，碱性磷酸酶（AKP）1 129U/L，γ-谷氨酰转肽酶（GGT）1 314U/L，总胆红素（TB）79.0μmol/L，直接胆红素（DB）70.7μmol/L，白蛋白 36.3mg/L。

（6）C 反应蛋白：83.7mg/L。

（7）MRCP：胆总管起始处软组织影，占位可能大，致肝内胆管多发扩张及管壁增厚较前明显加重；原胆总管及肝总管结石取石术后（图 2-2）。

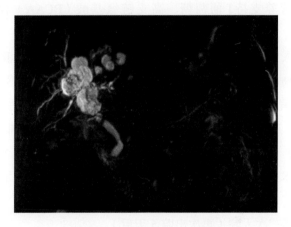

图2-2　MRCP（第二次入院）

（8）腹部增强 CT：肝移植术后，轻度脂肪肝，肝多发囊肿，门脉高压。肝总管壁增厚，其以上肝内胆管扩张，十二指肠乳头肿大伴强化（图 2-3）。

（9）诊断：急性胆管炎、梗阻性黄疸、胆总管结石、胆管狭窄（肝门部）、肝移植术后。

（10）入院治疗方案

1）抗生素（头孢哌酮舒巴坦、奥硝唑）。

2）保肝利胆（多烯磷脂酰胆碱、熊去氧胆酸）。

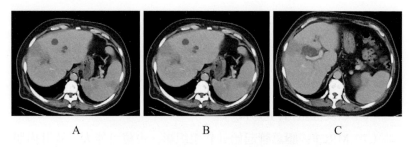

A   B   C

图2-3　腹部增强 CT（第二次入院）

3）营养支持 [葡萄糖、高支链氨基酸（BCAA）含量的氨基酸]。

4）入院第 4 天行 ERCP＋ENBD 引流（胰胆管引流液涂片示：中量真菌成分；厌氧菌培养：克柔念珠菌，伏立康唑敏感）。

5）置管 12 天后：患者鼻胆管引流量增多，引流量约800ml/d。遂再次行 ERCP 下胆总管支架置入术。配合调整使用抗感染药物。

6）术后患者体温逐渐恢复正常，病情好转，遂于术后 15 天出院。

3. 第三次入院（再次出院 5 天后）

（1）病情变化：患者再次出现高热，T_{max} 40.2℃。

（2）查体：神清、皮肤巩膜无黄染、T 37.7℃、P 76 次 /min，R 18 次 /min，BP 140/80mmHg，腹平软，全腹无压痛、反跳痛及肌紧张等腹膜炎体征。

（3）复查血常规：WBC 5.7×10^9/L，NE 85.8%，Hb 91g/L，PLT 71×10^9/L。

（4）肝功能：ALT 146U/L，AST 376U/L，TBIL 37.1μmol/L，DBIL 31.5μmol/L，ALB 31.5g/L，Glu 10.40mmol/L。

（5）C 反应蛋白：75.2mg/L。

（6）复查腹部增强 CT 示：胆总管支架置入术后，肝门区至肝右叶低密度影，考虑肝脓肿可能（图2-4）。

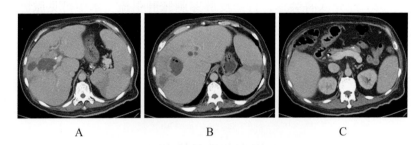

A　　　　　　　B　　　　　　　C

图2-4　腹部增强 CT（第三次入院）

（7）行肝穿刺活检，病理提示早期慢性排斥反应（图2-5）。

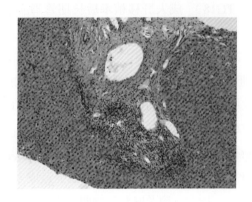

图2-5　肝穿刺涂片

（8）血培养结果：近平滑念珠菌，屎肠球菌。

（9）T/B/NK 亚群检查：T 淋巴细胞绝对计数 456.0/μl，T 抑制毒性淋巴细胞 60.8%，B 细胞 0.8%，NK 细胞 0.4%。

（10）诊断：肝脓肿；脓毒血症；肝移植术后；胆总管支架置入术后；肝移植排斥。

（11）调整治疗方案

1）经感染科会诊，予亚胺培南西司他丁＋氟康唑＋利奈唑胺抗感染治疗。

2）经介入科会诊，行经皮肝穿刺脓肿引流（术中可见脓肿已经与肝内胆管相通，引流液为胆汁，培养结果回报弗氏柠檬酸杆菌）。

3）免疫增强治疗（胸腺肽 α1）。

4）后患者体温降至正常，化验指标正常，病情好转，遂出院。

指南节选及推荐

节选自急性胆道系统感染的诊断和治疗指南（2011 版）、东京指南 2018 版（TG18）、成人肝移植术后长期管理实践指南（美国肝脏疾病和移植学研究协会 2011 版）、中国严重脓毒症 / 脓毒症休克治疗指南（2014 版）。

1. 急性胆管炎的诊断标准与严重程度评估、抗菌治疗、外科治疗——急性胆道系统感染的诊断和治疗指南（2011 版）、东京指南 2018 版（TG18）。

（1）诊断标准与严重程度评估：急性胆管炎的病情发展迅速，有可能因全身炎症反应综合征和 / 或脓毒血症造成多器官功能障碍综合征（MODS）。因此，应及时对急性胆管炎作出诊断与严重程度评估（表 2–1）。超声、CT、MRI 等影像学检查通常难以直接确诊胆管的急性细菌性炎症，而是通过胆管扩张证明存在胆道梗阻和 / 或发现其他病因学证据（肿瘤、胆囊结石、寄生虫等）来间接支持急性胆管炎的诊断。本病例中，患者有高热、黄疸、腹痛症状，实验室检查炎症反应指标升高、肝功能异常，影像学检查示胆管扩张。结合症状、体征、辅助检查考虑急性胆管炎，程度较重。

表2-1 急性胆管炎的诊断标准

诊断依据	诊断标准
症状和体征	胆道疾病史，高热和/或寒战，黄疸，腹痛及腹部压痛（右上腹或中上腹）
实验室检查	炎症反应指标（白细胞/C反应蛋白升高等），肝功能异常
影像学检查	胆管扩张或狭窄，肿瘤、结石等

（2）抗菌治疗：所有怀疑急性胆管炎的患者应立即使用抗菌药物（A级推荐），进行胆汁培养和血液培养（B级推荐）。选择抗菌剂时，应考虑目标生物，药代动力学和药效学，局部抗菌谱，抗菌药物使用史，肾脏和肝功能以及过敏和其他不良事件史（D级推荐）。

（3）外科治疗：任何抗菌治疗都不能替代解除胆道梗阻的治疗措施。轻度急性胆管炎经保守治疗控制症状后，根据病因继续治疗。中度、重度急性胆管炎通常对于单纯支持治疗和抗菌治疗无效，需要立即行胆管引流。首选内镜下的胆管引流术（A级推荐）。如果患者内镜下胆管引流和PTCD失败，或存在禁忌证时，可考虑行开腹胆管引流术，先放置T管引流解除梗阻，待二期手术解决胆道梗阻病因（4级）。

2. 肝移植术后真菌感染的建议——成人肝移植术后长期管理实践指南（美国肝脏疾病和移植学研究协会2011版）。

（1）真菌感染的诊断需进行组织活检进行病理和微生物学的确认（1，A）。血培养最有利于诊断血液念珠菌（1，B）和芽生菌（1，B）感染。

（2）应谨慎减少免疫抑制剂以预防免疫重建综合征，尤其是隐球菌感染（1，B）。

3. 脓毒症的抗感染治疗与免疫调理——中国严重脓毒症/脓

毒症休克治疗指南（2014 版）。

（1）抗感染治疗：初始经验性抗感染治疗方案采用覆盖所有可能致病菌（细菌和 / 或真菌），且在疑似感染源组织内能达到有效浓度的单药或多药联合治疗。（1B）建议对可能有特定感染源（如坏死型软组织感染、腹腔感染、导管相关性血流感染）的脓毒症患者，应尽快明确其感染源，并尽快采取恰当的感染源控制措施（2C）。

（2）免疫调理：不建议严重脓毒症或脓毒性休克成人患者常规静脉注射免疫球蛋白。对严重脓毒症患者使用胸腺肽 α1 对免疫调理以及改善免疫麻痹的状态有一定意义（2B）。

病例总结

1. 肝移植术后胆道逆行感染容易导致真菌和耐药细菌混合感染。

2. 内镜下鼻胆管引流有助于胆道感染的控制。

3. 复杂性胆道感染需及时行胆汁培养、血培养，根据培养结果合理使用抗生素。

4. 精准监控免疫状态，适当使用免疫增强剂可指导治疗肝移植术后胆道复杂感染。

评析

肝移植术后患者是胆道感染的高发人群。且由于患者多处于免疫抑制状态，病原菌常有种类多、耐药性强等特点，有时还会合并真菌感染。这给胆道感染的治疗带来了较大的难度。

该患者诊治流程总体而言符合规范，措施得当，治疗效果也令人满意。

通过本病例的诊治过程，我们有以下体会：

（1）加强对移植术后患者免疫功能的监测，在排斥反应和感染之间达到平衡。此例患者因自行停用抗排斥药物而疏忽了对其免疫状态的监测，如果能及时识别体内低免疫抑制状态，配合胸腺肽 α1、丙种球蛋白等免疫增强治疗，或能够优化患者的治疗进程，甚至预防机会感染的发生。

（2）多学科综合治疗的重要性。肝移植术后感染患者往往存在感染病原体多、耐药性强的特点，给治疗带来了一定的困难，因此应加强多学科综合治疗模式，在感染科团队的帮助下及时根据病原学检查结果调整抗生素的用法用量；在介入科、消化内科团队的帮助下及时采取引流措施，充分引流以清理感染病灶。

（3）该患者胆管炎的反复发作与 ERCP 取石后破坏 Oddi 括约肌的完整性有关，ERCP 术后的胆管反流是其常见的并发症之一。其处理原则重点在于预防，规范的操作、造影导管及内镜操作通道需严格消毒、造影时避免加压注射能有效降低胆管损伤、胆管炎的发生。发生损伤后应注意充分引流，尽量实现胆汁、胰液、胃液的分流，减少消化液漏出量，早期予营养支持和抗感染治疗。

（李照 朱继业）

肝移植术后胆管狭窄和结石及伴随的感染是常见的后期并发症。肝移植术后的患者长期应用免疫抑制剂，该类患者一旦发生感染，感染往往处理比较复杂困难，给临床医生带来非常大的压力和挑战。该病例的诊治非常成功和及时，另外，在诊治过程中遵循指南和共识，并且与感染科合作，体现了多学科 MDT 合作的理念。就该患者诊治过程仍有一些细节值得注意。该患者有糖尿病病史，病史中也提及血糖控制不佳，糖尿病患者长期血糖控制不佳也是导致白细胞功能抑制，免疫力低下的因素之一，该患者在整个诊治过程中应该体现出对糖尿病情况的关注，MDT团队中内分泌专科医生的及时介入以及血糖的全程管理要有所体现。该患者ERCP取石引流术后反复感染甚至出现肝脓肿是否与此有关？另外，该患者ERCP术后感染得到控制，但是拔除鼻胆管后又反复感染，是否在拔除鼻胆管之前胆汁要再次培养？在治疗初期MDT早期介入，但是患者的管理全过程中MDT团队的作用也应该有充分的体现，拔除引流前、病情变化时都应有MDT的参与，可能更有利于患者的管理。

（龚伟　汤朝晖　曾永毅）

参考文献

[1] Yokoe M, Hata J, Takada T, et al. Tokyo Guidelines 2018: diagnostic criteria and severity grading of acute cholecystitis (with videos) [J]. J Hepatobiliary Pancreat Sci, 2018, 25: 41-54.

[2] 中华医学会外科学分会胆道外科学组. 急性胆道系统感染的诊断和治疗指南（2011版）[J]. 中华消化外科杂志，2011，10: 9-13.

[3] 张敏，周苏. 成人肝移植术后长期管理：美国肝脏疾病和移植学研究协会2012实践指南[J]. 中国肝脏病杂志（电子版），2013，5: 41-44.

[4] 中华医学会重症医学分会. 中国严重脓毒症脓毒性休克治疗指南（2014）[J]. 中国实用乡村医生杂志，2015: 8-11.

[5] Righi E, Righi E. Management of bacterial and fungal infections in end stage liver disease and liver transplantation: Current options and future directions[J]. World journal of gastroenterology, 2018, 24(38): 4311-4329.

[6] Kim PTW, Testa G. Living donor liver transplantation in the USA[J].

Hepatob Surg Nutr, 2016, 5(2): 133-140.

[7] Gelson W, Hoare M, Dawwas MF, et al. The pattern of late mortality in liver transplant recipients in the United Kingdom[J]. Transplantation, 2011, 91(11): 1240-1244.

[8] Romero FA, Razonable RR. Infections in liver transplant recipients[J]. World Journal of Hepatology, 2011, 3(4): 83-92.

[9] Reid GE, Grim SA, Sankary H, et al. Early intra-abdominal infections associated with orthotopic liver transplantation[J]. Transplantation, 2009, 87(11): 1706-1711.

[10] Sood S, Testro AG. Immune monitoring post liver transplant[J]. World Journal of Transplantation, 2014, 4(1): 30-39.

[11] Demetris A, Adams D, Bellamy C, et al. Update of the International Banff Schema for liver allograft rejection: Working recommendations for the histopathologic staging and reporting of chronic rejection[J]. Hepatology, 2000, 31(3): 792-799.

[12] Immune cell function testing: an adjunct to therapeutic drug monitoring in transplant patient management[J]. Clinical transplantation, 2003, 17(2): 77-88.

[13] Freeman ML, Nelson DB, Sherman S, et al. Complications of endoscopic biliary sphincterotomy [J]. New England Journal of Medicine, 1996, 335(13): 909-918.

[14] 屈新才，郑启昌，王国斌，等. 医源性胆总管远段损伤的临床分析 [J]. 中华外科杂志，2006，44（9）：591-593.

[15] 刘永锋，李桂臣，吴刚. 肝移植术后胆道并发症的防治 [J]. 中华外科杂志，2008，46（12）：911-913.

先天性胆管囊肿合并反复胆道感染病例

病例介绍

患者自幼发现先天性胆管囊肿，反复胆道感染，药物、手术等多重治疗后。

1. 第一次入院：2018 年 1 月

（1）患者，女，30 岁。

（2）主诉：发现胆管囊肿、间断发热腹痛 20 余年。

（3）现病史：1992 年因腹部包块发现先天性胆管囊肿。

1998 年出现腹痛伴高热，外院行"胆管囊肿部分切除、间置空肠胆总管成形术"。

2001 年发现胆管结石，外院行"内镜下胆管取石、胆肠吻合口扩张术"。

2012 年起规律就诊于我院，曾建议再次手术，患者未接受。

2015 年之前，发热腹痛发作较少，平均每 2~3 年发作 1 次，予禁食水、补液、头孢曲松抗感染后可好转。

2016 年起症状发作频率增加，约 4~5 次/年。

2018 年 1 月共发作 3 次，T_{max} 39.5℃，伴梗阻性黄疸，GGT、ALP 升高，予禁食水、补液、厄他培南抗感染后缓解。

（4）查体：T 38℃，P 110 次/min，R 20 次/min，BP 138/56mmHg。神清，全身皮肤、黏膜及巩膜无黄染。腹平软，肝区压痛，无反跳痛、肌紧张，未及腹部包块，Murphy 征（−）。

（5）实验室检查：见图 3-1。

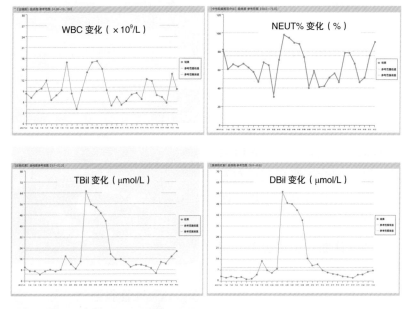

图3-1 实验室检查

（6）MRCP（2012年7月）：左右肝管起始处扩张；右肝管可见结石；左肝内胆管略扩张（图3-2）。

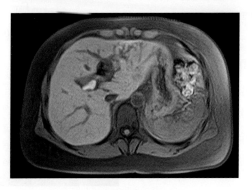

图3-2 MRCP（2012年7月）

（7）MRCP（2018年1月）：左右肝管起始部扩张积气；右肝管结石增大，直径约1.2cm；左肝内胆管略扩张；胆肠吻合口处结石（图3-3）。

（8）增强CT（2018年1月）：术后改变，术区胆管结构紊乱；肝内胆管扩张积气；左右肝管区小片状较高密度影（图3-4）。

（9）诊断：胆道感染、胆管结石、先天性胆管囊肿、间置空肠胆总管成形术后、胆管取石+吻合口扩张术后。

（10）治疗过程：2018年1月两次PTCD。第一次置管困难、未成功，出现胆血瘘合并感染性休克，入重症监护病房，经亚胺培南+万古霉素抗感染后好转。第二次成功置管。患者带PTCD引流管出院，之后胆道感染未再发。

2. 第二次入院：2018年5月

（1）主诉：发现胆管囊肿、间断发热腹痛20余年，PTCD术后3个月余。

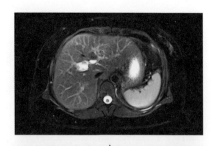

A

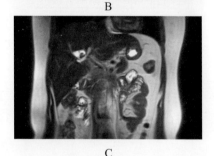

B

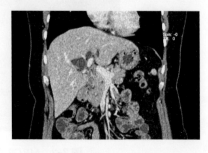

C

图3-3 MRCP（2018年1月）

图3-4 增强CT（2018年1月）

（2）现病史：患者 PTCD 引流管带管 3 个月余，胆道感染未再发，拟入院行确定性手术。

（3）查体：T 36.5℃，P 86 次 /min，R 18 次 /min，BP 118/69mmHg。神清，全身皮肤、黏膜及巩膜无黄染。腹平软，肝区压痛，无反跳痛、肌紧张，Murphy 征（－）。PTCD 引流管通畅在位。

（4）诊断：胆道感染、胆管结石、PTCD 术后、先天性胆管囊肿、间置空肠胆总管成形术后、胆管取石＋吻合口扩张术后。

（5）治疗过程

术前 PTCD 造影：引流管在位，可见扩张的残余囊肿，间置空肠代胆总管区域显影不良。

术中探查：肝门区粘连严重，残余胆管囊肿 – 间置空肠端侧吻合口至间置空肠 – 十二指肠端侧吻合口约 5cm，间置空肠盲端长约 5cm，原胆肠吻合口直径约 1.5cm。肝门部原吻合口附近肝总管及左右肝管均有残余的胆管囊肿。

手术过程：拆除原胆肠吻合和空肠十二指肠吻合、切除间置空肠，切除残余胆管囊肿。修补十二指肠原肠肠吻合口处肠壁。探查左右肝管、取净结石。行肝门胆管 – 空肠 Roux-en-Y 吻合，吻合口直径约 2.5cm。

（6）术后情况：术后第 2 天出现发热 38.4℃，伴寒战，WBC 12×10^9/L，胆红素正常，予以亚胺培南抗感染治疗。术后第 3 天体温恢复正常、第 4 天血常规恢复正常。术后第 9 天拔除腹腔引流管、第 10 天出院。

3. 术后随访　患者规律复查血常规、肝肾功能，结果无殊；定期检查超声及 CT，吻合口通畅、未见结石及梗阻。自 2018 年 5 月术后出院至今，未发作胆道感染。

指南节选及推荐

节选自胆管扩张症诊断与治疗指南（2017 版）、东京指南 2018 版（TG18）。

1. 胆管扩张症，又称胆管囊肿的治疗方式——参考胆管扩张症诊断与治疗指南（2017 版）。

推荐意见 9：胆管扩张症一旦确诊，应尽早行手术治疗，降低胆道癌变率；暂不能行手术治疗者，建议每 6 个月定期随访观察。

推荐意见 10：对并发严重感染、肝功能较差且全身情况不能耐受手术的患者，可通过介入或手术行暂时性胆汁外引流术。待患者全身情况改善后，再行手术治疗。既往行病变胆管内引流术患者，应尽早再次行手术，彻底切除病变胆管，以防止其癌变。

推荐意见 11：对肝外胆管扩张症患者，应切除胆囊和病变胆管，并行近端胆管空肠吻合术；对病变胆管，应在不损伤近端正常胆管和远端胰管汇合部的前提下做到最大化切除；对切除困难的患者，可行保留病变胆管后壁的内膜剥除术，以降低手术风险。

推荐意见 12：对胆管扩张症患者切除病变胆管后，胆管空肠 Roux-en-Y 吻合术是重建胆肠通路的标准手术方式。病变胆管十二指肠吻合术和病变胆管空肠吻合术等病变胆管内引流术应予废弃。

胆汁引流术：合并急性化脓性炎症、严重阻塞性黄疸及病变胆管穿孔等紧急情况，且无法耐受复杂手术的患者，建议行超声引导下经皮经肝病变胆管置管引流术或行胆管外引流术，以缓解急性梗阻及感染造成的感染性休克等危重情况。待患者全身情况改善后，行病变胆管切除和胆道重建术。

胆囊切除术：肝外胆管扩张患者多合并胆囊肿大，且胆管扩张症患者胆囊癌变率较高，因此，建议术中切除胆囊。对伴有 PBM，尤其是 P–C 型 PBM，不伴有明显肝外胆管扩张患者，因其胆囊癌变率较高，建议行预防性胆囊切除术。

病变肝外胆管切除术：对病变胆管壁薄、炎症不明显，门静脉周围炎症轻，组织粘连不重的患者，可行病变胆管切除 + 胆管空肠吻合术。为保证最大化切除病变胆管并避免损伤管径细小的近端正常肝管，病变胆管切缘应选择在正常肝管与扩张胆管连接部或汇合部远端 2 ~ 5mm 处。

胆管空肠吻合术：切除病变胆管后重建胆肠通路的标准手术方式是胆管空肠 Roux-en-Y 吻合术。应避免行病变胆管内引流术。既往曾行病变胆管内引流术患者，应积极再次行手术，切除病变胆管，并行胆管空肠 Roux-en-Y 吻合术。

2. 急性胆管炎的诊断和治疗流程——参考东京指南 2018 版（TG18）。

急性胆管炎的诊断标准：

A 炎症反应：A–1 发热或寒战，A–2 实验室检查存在炎症反应。

B 胆汁淤积：B–1 黄疸，B–2 实验室检查存在肝功能异常指标。

C 影像学：C–1 胆道扩张，C–2 存在狭窄、胆道结石或胆道支架等可能引起胆道炎的病因。

当存在 A 项及 B 或 C 中任意一项证据时，考虑为疑似病例。当 A、B、C 各项均存在任意一项时，可确诊为急性胆管炎。

在确诊急性胆管炎之后，应首先观察患者的生命体征和一般情况。若存在高热，还应做血培养检查以确定病原体。其次，要根据病情给予补液治疗以及经验性的抗菌药物。在急性胆道感染患者中抗感染治疗的首要目标是扼制全身炎症反应综合征和局部炎症发展，对于急性胆管炎还要为后期引流做准备。抗菌药物的选择，应先根据流行病学经验用药，在明确病原体后再将抗生素改为敏感药物。

对于Ⅰ级急性胆管炎，大多数情况下单纯抗感染治疗已足够，不需要胆汁引流。但对于抗感染治疗无效的患者，应采取胆汁引流。对于Ⅱ级急性胆管炎，早期（24小时内）胆汁引流可以显著降低疾病死亡率。对于Ⅲ级急性胆管炎，应该在呼吸循环稳定的情况下尽早行胆汁引流。胆汁引流的方法包括了手术、经皮经肝胆管穿刺引流和内镜下经乳头胆管引流。

▎病例总结▎

1. 本例患者病史漫长，历经了感染稳定期和频发期，接受了药物、介入、手术等多种治疗方式。

2. 既有胆管囊肿，又有胆道感染，两种疾病的治疗方式选择决定了最终的转归。

3. 介入引流控制炎症、改善症状，并为后续的确定性手术创造了条件。

评析

胆管囊肿是少见的原发性胆管畸形病变，可以在婴幼儿时期发病，也可以在成年期发病，主要表现为肝内外胆管的单发或多发性扩张，病因复杂，女性多见，确诊后应尽早行手术治疗。胆道感染是临床常见外科急诊，多由细菌侵入胆道引起，轻症可以药物治疗，重症或者是合并特殊原因的感染，常需要手术治疗。

该患者为胆管囊肿合并胆道感染的特殊病例。在年幼时，患者曾于外院行手术治疗，受到时代和认知的局限，当时所采用的手术方式目前已被淘汰。陈旧的手术方式是日后反复胆道感染的一个诱因，既往的手术史也给后续的确定性治疗提高了难度。

在患者的整个诊治过程中，有两个要点值得探讨。

一是治疗方式的选择。患者反复胆道感染、先天畸形病变、既往胆道手术，造成了局部的解剖关系混乱和炎症反应严重。首先采取介入引流的治疗方式，既达到了解除梗阻的目的，又改善了局部炎症情况，还避免了因为既往手术而造成的内镜操作困难。在引流改善症状，同时患者全身情况调整良好之后再行确定性手术，是这例复杂手术患者取得成功的关键。

二是手术时机的选择。患者的整个病程涵盖了感染稳定期和感染频发期，如果能够在感染稳定期的时候就直接行确定性手术治疗，就有可能避免患者进入后面的感染频发期。而且患者年幼时手术后囊肿有残留，也提示应该及早再次手术。但是在本案例的实际医疗实践中，患者及家属的意愿却和医生的建议不一致，家属不愿意在看似很健康的感染稳定期直接接受一个可预见的复杂且有风险的手术，这给本案例的整个治疗过程带来了小小的波折。

（肖剑春　吴昕　李秉璐）

 点评

　　该病例的成功处理体现了北京协和医院胆道外科在诊治胆道囊性扩张患者的治疗流程上的规范和严谨。胆管囊性扩张手术的规范性和彻底性是决定患者手术后远期疗效的关键因素。该患者第一次的处理限于当时条件和认识的局限，做了空肠间置手术，治疗效果不佳，术后反复胆道感染等。因此，对于这样一个复杂的病例，治疗的关键是控制感染，明确第一次手术的解剖关系，感染控制后进行一个确定性的手术，完整切除残留囊肿，解决梗阻，重建胆肠的连续性。该患者的治疗过程基本上还是遵循了急性胆道感染的指南和规范。有几个小的细节尚需在诊疗过程中加以体现：①患者急性胆道感染伴出血和感染性休克，予以 PTCD，亚胺培南＋万古霉素，抗生素是重症感染时经验性地应用，还是 PTCD 时胆汁采样，根据培养和药敏的结果选择，后期是否有调整？②PTCD从1月份留置到5月份才进行手术，时间过长，如果在其过程中PTCD由于各种原因引流不畅再次反复感染，患者或有再次感染性休克或者胆道出血的可能，应与家属进行积极沟通尽早手术。

（龚伟　汤朝晖　王健东）

参考文献

[1] 中华医学会外科学分会胆道外科学组. 胆管扩张症诊断与治疗指南（2017版）[J]. 中华消化外科杂志, 2017, 16（8）: 767-774.

[2] Todani T, Watanabe Y, Toki A, et al. Classification of congenital biliary cystic disease: special reference to type Ic and IVA cysts with primary ductal stricture[J]. J Hepatobiliary Pancreat Surg, 2003, 10(5): 340-344.

[3] Miura F, Okamoto K, Takada T, et al. Tokyo Guidelines 2018: initial management of acute biliary infection and flowchart for acute cholangitis[J]. J Hepatobiliary Pancreat Sci, 2018, 25(1): 31-40.

[4] Gomi H, Solomkin JS, Schlossberg D, et al. Tokyo Guidelines 2018: antimicrobial therapy for acute cholangitis and cholecystitis[J]. J Hepatobiliary Pancreat Sci, 2018, 25(1): 3-16.

[5] 中华医学会外科学分会胆道外科学组, 中国研究型医院学会加速康复外科专业委员会, 中华外科杂志编辑部. 胆道外科抗菌药物规范化应用专家共识（2019版）[J]. 中华外科杂志, 2019, 57（7）: 481-487.

[6] 张宇华. 急性胆道感染《东京指南（2018）》拔萃[J]. 中国实用外科杂志, 2018, 38（7）: 767-774.

[7] 沈哲民, 孙培龙. 胆系感染和胆石病研究进展——《东京指南（2018）》解读[J]. 上海医药, 2019, 40（20）: 9-13.

复杂胆道结石合并胆道感染手术治疗病例

病例介绍

患者，女，68岁。既往"胆道术后"30余年，因"胆道感染"入院。

1. 第一次入院

（1）主诉：胆道术后30余年，反复右上腹痛伴发热1个月余。

（2）现病史：30余年前因"胆道结石"于当地医院行"胆肠吻合术"。术后恢复好。1天前因"反复右上腹痛伴发热1个月余"就诊我院，体温最高达39.4℃，伴皮肤、巩膜黄染，尿色加深；伴恶心、呕吐，呕吐物为胃内容物。

（3）查体：神清、皮肤巩膜黄染、T 39.0℃、P 102次/min，R 16次/min，BP 104/59mmHg，腹平软，右上腹压痛、轻反跳痛，余腹软，无压痛。右上腹可见肋下缘斜行陈旧性手术瘢痕，长约20cm，余无殊。

（4）实验室检查

1）血常规：WBC 13.5×10^9/L，NE 80.6%，Hb 108g/L，PLT 204×10^9/L。

2）肝肾功能：ALT 394U/L，AST 268U/L，胆汁酸58.4μmol/L，AKP 631U/L，GGT 622U/L，TB 41.1μmol/L，DB 30.6μmol/L，白蛋白24.0mg/L。

3）炎症指标：C反应蛋白（CRP）131mg/L，降钙素原（PCT）1.69ng/ml。

4）凝血功能：凝血酶原时间（PT）10.7s，国际标准化比值（INR）1.12。

5）血气分析：pH 7.45，PaO_2 83.1mmHg，碱剩余（BE）1.3mmol/L。

（5）MRI+MRCP：右肝内胆管结石伴胆管周围炎、肝脓肿，肝总管结石，胆汁性肝硬化，胆肠吻合术后（图4-1）。

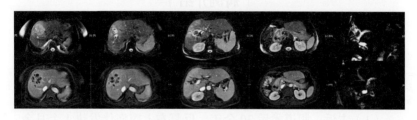

图4-1　胆道 MRI+MRCP

（6）诊断：急性化脓性胆管炎（中度）、梗阻性黄疸（肝内外胆管结石）、肝脓肿、胆汁性肝硬化、胆道术后。

（7）治疗过程

1）入院初始治疗方案：①抗生素：头孢哌酮舒巴坦。②胆道引流：经皮肝穿刺胆道引流术（percutaneous transhepatic cholangial drainage，PTCD），胆汁送细菌培养（铜绿假单胞菌：哌拉西林他唑巴坦敏感）。③营养支持：全合一营养袋。

2）入院第5天：病情好转，药敏试验提示铜绿假单胞菌：哌拉西林他唑巴坦敏感，根据药敏结果（图4-2）调整抗生素（哌拉西林他唑巴坦）。

3）入院第10天：患者无发热、腹痛，办理出院。

2. 第二次入院（出院61天后）

（1）主诉：PTCD引流术后2个月，返院复查。

（2）现病史：2个月前因"急性胆管炎"住我院治疗，行PTCD引流并予抗感染、对症支持等治疗后好转，出院后无腹痛、

细菌名称	菌落计数	抗生素名称	结果
铜绿假单胞菌		丁胺卡那霉素	敏感
铜绿假单胞菌		氨曲南	敏感
铜绿假单胞菌		头孢他啶	敏感
铜绿假单胞菌		环丙沙星	敏感
铜绿假单胞菌		头孢哌酮/舒巴坦	
铜绿假单胞菌		头孢吡肟	敏感
铜绿假单胞菌		庆大霉素	敏感
铜绿假单胞菌		亚胺培南	耐药
铜绿假单胞菌		左旋氧氟沙星	敏感
铜绿假单胞菌		妥布霉素	敏感
铜绿假单胞菌		哌拉西林/他唑巴坦	敏感

图 4-2 胆汁细菌培养及药敏

发热、黄疸。

（3）查体：神清、皮肤巩膜无黄染、T 36.3℃，P 78 次 /min，R 12 次 /min，BP 118/70mmHg，腹平软，右上腹陈旧性手术瘢痕，余无殊。

（4）血常规：WBC 11.9×10^9/L，NE 86%，Hb 115g/L，PLT 246×10^9/L。

（5）肝肾功能：ALT 94U/L，AST 132U/L，AKP 231U/L，GGT 322U/L，TB 16.1μmol/L，DB 8.6μmol/L，白蛋白 36.2mg/L。

（6）炎症指标：CRP 46mg/L，PCT 0.43ng/ml。

（7）凝血功能：PT 12.1s，INR 1.28。

（8）血气分析：pH 7.36，PaO_2 82.6mmHg，BE 0.4mmol/L。

（9）CT：肝右前叶胆管及肝总管多发结石，肝脓肿可能，胆汁性肝硬化，PTCD 管引流状态（图 4-3）。

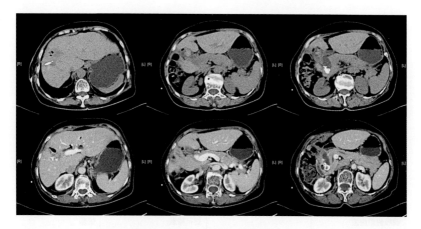

图 4-3 第二次入院上腹部 CT

（10）诊断：肝内外胆管结石、PTCD 引流术后、胆道术后、肝脓肿？

（11）第一次手术治疗

1）肝右前叶切除＋胆肠吻合口切开取石＋T 管引流管术（术中见：肝右前叶萎缩、纤维化，胆囊术后缺如，肝总管空肠 Roux-en-Y 吻合术后状态，胆肠吻合口内可触及质硬结石）。

2）术后治疗：①抗生素：头孢呋辛（预防性抗感染治疗）。②保肝、利胆：多烯磷脂酰胆碱、丁二磺酸腺苷蛋氨酸。③制酸：艾司奥美拉唑。④营养支持：全合一营养袋、人血白蛋白。

（12）术后第 2 天：T 36.7℃，P 120～130 次 /min，R 26 次 /min，BP 115/68mmHg，右上腹轻压痛、无反跳痛，余腹部无压痛、反跳痛。

血常规：WBC 24.1 × 10⁹/L，NE 94.2%，Hb 83g/L，PLT 108 × 10⁹/L。

肝肾功能：ALT 112U/L，AST 201U/L，AKP 226U/L，GGT 85U/L，TB 25.9μmol/L，DB 19.1μmol/L，白蛋白 24mg/L。

炎症指标：CRP 172mg/L，PCT 19.2ng/ml。

凝血功能：PT 19.2s，INR 1.70。

血气分析：pH 7.20，PaO$_2$62.6mmHg，PaCO$_2$16.1mmHg，乳酸（Lac）7.6mmol/L。

考虑病情加重，根据术中留取胆汁培养为大肠埃希菌，结合术中胆管反复加压冲洗，考虑急性化脓性胆管炎（重度）（图 4-4）腹腔感染，I 型呼吸衰竭，转重症监护病房（ICU）治疗，并留取腹腔引流液细菌培养。

细菌名称	菌落计数	抗生素名称	结果	结果值
大肠埃希菌	2 万 CFU/Ml	氨苄青霉素	耐药	≥ 32
大肠埃希菌	2 万 CFU/Ml	丁胺卡那霉素	敏感	≤ 2
大肠埃希菌	2 万 CFU/Ml	氨曲南	耐药	16
大肠埃希菌	2 万 CFU/Ml	头孢他啶	敏感	≤ 1
大肠埃希菌	2 万 CFU/Ml	环丙沙星	耐药	≥ 4
大肠埃希菌	2 万 CFU/Ml	头孢曲松	耐药	≥ 64
大肠埃希菌	2 万 CFU/Ml	头孢替坦	敏感	≤ 4
大肠埃希菌	2 万 CFU/Ml	头孢唑啉	耐药	≥ 64
大肠埃希菌	2 万 CFU/Ml	ESBL检测	+	+
大肠埃希菌	2 万 CFU/Ml	厄他培南	敏感	≤ 0.5
大肠埃希菌	2 万 CFU/Ml	头孢吡肟	敏感	2
大肠埃希菌	2 万 CFU/Ml	呋喃妥因	敏感	≤ 16
大肠埃希菌	2 万 CFU/Ml	庆大霉素	敏感	≤ 1
大肠埃希菌	2 万 CFU/Ml	亚胺培南	敏感	≤ 1
大肠埃希菌	2 万 CFU/Ml	左旋氧氟沙星	耐药	≥ 8
大肠埃希菌	2 万 CFU/Ml	氨苄西林/舒巴坦	中介	16
大肠埃希菌	2 万 CFU/Ml	复方新诺明	敏感	≤ 20
大肠埃希菌	2 万 CFU/Ml	妥布霉素	敏感	≤ 1
大肠埃希菌	2 万 CFU/Ml	哌拉西林/他唑巴坦	敏感	≤ 4

图 4-4　术中留取胆汁细菌培养

胸片：双下肺炎症、渗出，双侧胸腔少量积液（图 4-5）。

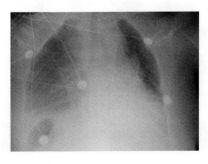

图 4-5　术后第 2 天胸片

治疗方案：

抗生素：根据中国腹腔感染诊治指南（2019 版）及经验性用药改抗生素：头孢哌酮舒巴坦。高流量氧疗。

（13）术后第 5 天：T 37.6℃，P 112 ~ 120 次 /min，R 17 ~ 25 次 /min，BP（78 ~ 124）/（45 ~ 71）mmHg，右上腹轻压痛、无反跳痛，余腹部无压痛、反跳痛。

血常规：WBC 6.9×10^9/L，NE 90.6%，Hb 70g/L，PLT 56×10^9/L。

肝肾功能：ALT 256U/L，AST 292U/L，AKP 256U/L，GGT 107U/L，TB 39.9μmol/L，DB 17.9μmol/L，白蛋白 22mg/L。

炎症指标：CRP 284mg/L，PCT 32.3ng/ml。

凝血功能：PT 16.6s，INR 1.46。

血气分析：pH 7.37，PaO_2 66.5mmHg，PaO_2 38.6mmHg，Lac 5.6mmol/L。

胸腹部 CT：右肝前叶切除术后改变，术区少量积液积气，术区邻近腹腔少量积液、渗出，双肺炎症，部分实变，双侧胸腔积液（图 4-6），查腹部彩超提示肝断面少量积液，未予穿刺引流（图 4-7）。

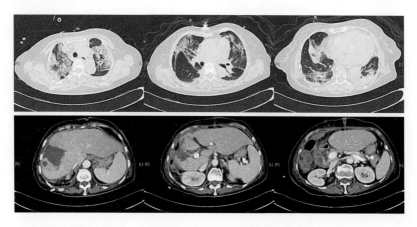

图 4-6　术后第 5 天 CT

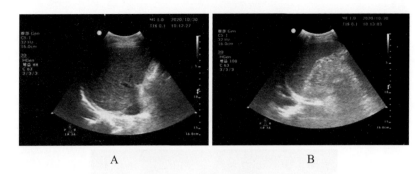

A   B

图4-7 术后复查腹部彩超

考虑患者感染加重伴肺部炎症及胸腔积液。

治疗方案：

升级抗生素（腹腔引流液细菌培养药敏：大肠埃希菌，亚胺培南 1g 静脉滴注 每日一次，图4-8）。

细菌名称	菌落计数	抗生素名称	结果
大肠埃希菌		氨苄青霉素	耐药
大肠埃希菌		丁胺卡那霉素	敏感
大肠埃希菌		氨曲南	敏感
大肠埃希菌		头孢他啶	敏感
大肠埃希菌		环丙沙星	耐药
大肠埃希菌		头孢曲松	中介
大肠埃希菌		头孢替坦	敏感
大肠埃希菌		头孢唑啉	耐药
大肠埃希菌		ESBL检测	
大肠埃希菌		厄他培南	敏感
大肠埃希菌		头孢吡肟	敏感
大肠埃希菌		庆大霉素	耐药
大肠埃希菌		亚胺培南	敏感
大肠埃希菌		左旋氧氟沙星	耐药
大肠埃希菌		氨苄西林/舒巴坦	敏感
大肠埃希菌		复方新诺明	耐药
大肠埃希菌		妥布霉素	中介
大肠埃希菌		哌拉西林/他唑巴坦	敏感

图4-8 腹腔引流液细菌培养及药敏

右侧胸腔积液置管引流。

输注红细胞、血浆、白蛋白，改善血凝，纠正贫血、低蛋白血症。病情逐渐好转。

（14）术后第 13 天：无发热，血象、血沉及降钙素原明显下降。复查胸片：双肺渗出较前吸收，双侧胸腔少量积液（图 4-9）。

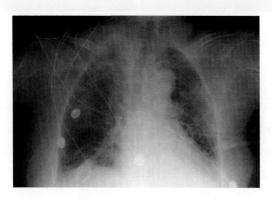

图 4-9 术后第 13 天胸片

血常规：WBC 12.3×10^9/L，NE 85.4%，Hb 81g/L，PLT 275×10^9/L。

炎症指标：CRP 16mg/L，PCT 0.41ng/ml。

血气分析：pH 7.43，PaO_2 104mmHg，$PaCO_2$ 27.2mmHg，Lac 2.1mmol/L。

（15）术后第 14 天：患者右中上腹突发剧烈腹痛。

查体：神志轻度烦躁，T 36.2℃，P 150 次 /min，R 32 次 /min，BP 79/54mmHg，右上腹轻压痛，无明显反跳痛，余腹部无压痛、反跳痛。T 管见 350ml 血性液体流出。

血常规：WBC 18.3×10^9/L，NE 89.6%，Hb 65g/L，PLT 475×10^9/L。

考虑腹腔感染导致腹腔内出血。

（16）第二次手术治疗

急诊剖腹探查：术中见腹腔粘连包裹，盆腹腔血性液体量约1 000ml，肝脏膈面及中肝断面血肿，见陈旧性及新鲜血凝块，深部血凝块混有豆渣样坏死组织，量约600ml。T管引流在位，原胆肠吻合口未见明显出血病灶。清除肝断面血凝块后，见断面肝组织颜色苍白，组织失活伴片状肝细胞脱落，局部见渗血样改变，左肝断面见活动性出血，肝断面底部见胆汁渗漏，瘘口直径约3mm，与T管交通，妥善缝合止血并修补胆管瘘口；术后气管插管送ICU继续呼吸机辅助呼吸治疗。

（17）术后治疗：呼吸机辅助呼吸［压力控制（PC）模式潮气量（VT）486ml，呼气末正压（PEEP）8cm H$_2$O，呼吸频率18次/min，氧合指数118mmHg］。

抗生素：根据药敏升级亚胺培南2g 静脉滴注 每8小时一次。

保肝、利胆：多烯磷脂酰胆碱、丁二磺酸腺苷蛋氨酸。

制酸：艾司奥美拉唑。

营养支持：全合一营养袋、输血、人血白蛋白。

（18）第二次术后第3天

复查胸片：双肺渗出较前吸收，双侧胸腔少量积液（图4-10）。

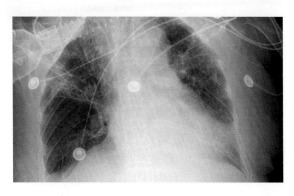

图4-10 第二次术后第3天胸片

血常规：WBC 10.3 × 10^9/L，NE 82.0%，Hb 95g/L，PLT 263 × 10^9/L。

肝肾功能：ALT 253U/L，AST 310U/L，TB 263.2μmol/L，DB 135.8μmol/L，白蛋白 40mg/L。

炎症指标：CRP 305mg/L，PCT 41.59ng/ml。

凝血功能：PT 17.3s，INR 1.52。

治疗：拔除气管插管，改高流量通气。

血气分析：pH 7.44，PaO$_2$ 108mmHg，PaCO$_2$ 39.0mmHg，Lac 1.0mmol/L（高流量通气）。

（19）第二次术后第 7 天：出现发热 T$_{max}$ 38.5℃。

腹水培养：屎肠球菌（利奈唑胺敏感，予利奈唑胺 600mg 静脉滴注 每日一次 + 亚胺培南 2g 静脉滴注 每 8 小时一次；抗感染，图 4-11）。

细菌名称	菌落计数	抗生素名称	结果
屎肠球菌		氨苄青霉素	耐药
屎肠球菌		环丙沙星	耐药
屎肠球菌		红霉素	耐药
屎肠球菌		高水平庆大霉素协同	耐药
屎肠球菌		高水平链霉素	敏感
屎肠球菌		左旋氧氟沙星	耐药
屎肠球菌		利奈唑胺	敏感
屎肠球菌		莫西沙星	耐药
屎肠球菌		青霉素	耐药
屎肠球菌		喹努普汀/达福普汀	敏感
屎肠球菌		四环素	耐药
屎肠球菌		替加环素	敏感
屎肠球菌		万古霉素	敏感

图 4-11　第二次术后腹水培养

（20）第二次术后第 11 天：无发热。

血常规：WBC 8.8 × 10^9/L，NE 84.4%，Hb 80g/L，PLT 268 × 10^9/L。

肝肾功能：ALT 44U/L，AST 48U/L，TB 161.2μmol/L，DB 84.6μmol/L，白蛋白 42mg/L。

炎症指标：CRP 60mg/L，PCT 7.80ng/ml。

凝血功能：PT 18.7s，INR 1.65。

血气分析：pH 7.43，PaO_2 93mmHg，$PaCO_2$ 43.1mmHg，Lac 1.0mmol/L（鼻导管给氧）。

复查胸腹部 CT：右肝前叶切除术后改变术区少量积液、积气，术区邻近腹腔少量积液、渗出，较前吸收；双肺炎症，部分实变，双侧胸腔积液，较前吸收（图 4-12）。

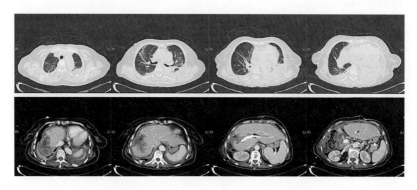

图 4-12　第二次术后第 11 天腹部 CT

亚胺培南治疗降级为头孢吡肟联合利奈唑胺抗感染。

（21）第二次术后第 14 天：无发热。

胆汁及腹水培养未见细菌。

血常规：WBC 8.3×10^9/L，NE 65.0%，Hb 90g/L，PLT 265×10^9/L。

肝肾功能：ALT 49U/L，AST 50U/L，TB 116.9μmol/L，DB 74.8μmol/L，白蛋白 41mg/L。

炎症指标：CRP 38.9mg/L，PCT 1.2ng/ml。

凝血功能：PT 14.7s，INR 1.29。

停用利奈唑胺，单用头孢吡肟。

（22）第二次术后第 21 天：无发热、无腹痛。

再次胆汁及腹水培养未见细菌。

血常规：WBC 6.7×10^9/L，NE 63.0%，Hb 85g/L，PLT 265×10^9/L。

肝肾功能：ALT 46U/L，AST 50U/L，TB 108.2μmol/L，DB 72.5μmol/L，白蛋白 41mg/L。

炎症指标：CRP 6.0mg/L，PCT 0.4ng/ml。

复查胸腹部 CT：右肝前叶切除术后改变术区少量积液积气，较前吸收。

（23）办理出院（图 4-13 ~ 图 4-16）。

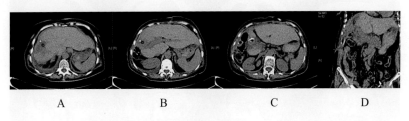

图 4-13　第二次术后第 21 天 CT

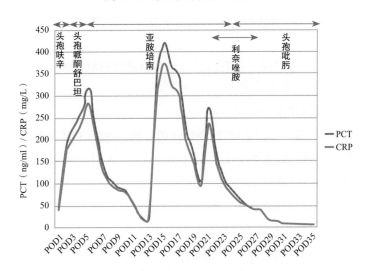

图 4-14　术后炎症指标变化

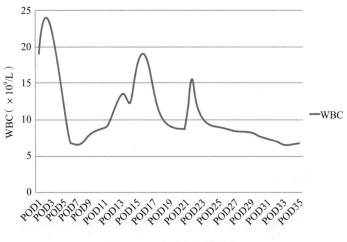

图 4-15 术后白细胞变化

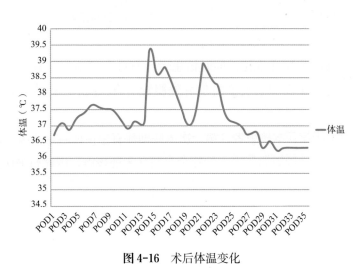

图 4-16 术后体温变化

3. 术后随访 随访 20 个月，无结石复发及胆管炎发作。

| 指南节选及推荐 |

节选自肝胆管结石病诊断治疗指南（2007版）、急性胆道系统感染的诊断和治疗指南（2011版）、东京指南2018版（TG18）、胆道外科抗菌药物规范化应用专家共识（2019版）、中国腹腔感染诊治指南（2019版）。

1. 肝胆管结石的诊断、分型及治疗——肝胆管结石病诊断治疗指南（2007版）。

（1）诊断：本病例中患者表现出腹痛、发热、梗阻性黄疸等胆道结石伴胆管炎临床表现，实验室检查提示肝功能异常、血清TBIL和DBIL等胆系酶谱升高，提示梗阻性黄疸，MRI＋MRCP提示肝右前叶胆管结石肝总管结石，既往有胆道手术病史，因此诊断肝内外胆管结石、胆道术后（4.1 肝胆系统病变的诊断）。

（2）分型：本例患者肝内结石在肝内位于右前胆管束内并伴有肝右前叶萎缩纤维化，同时该患者伴有肝总管结石且有胆管炎发作，应为Ⅰ型胆管炎型附加肝外胆管结石（5 肝胆管结石病的分型）。

（3）治疗：本例患者，第一次入院即伴有急性梗阻性化脓性胆管炎发作，经过短期非手术治疗全身症状未能缓解，因此行PTCD胆道引流减压，待病情稳定后再二次手术处理肝内胆管结石（7.1 重症急性胆管炎）。第二次入院行手术治疗采取肝部分切除术切除含结石的右前肝叶，最大限度地清除含有结石、狭窄及扩张胆管的病灶，对于肝管结石，切开胆肠吻合口取石，最后结合胆道镜直视取石，能有效清除肝胆管结石（6.2 肝胆管结石的手术方法）。

2. 急性胆管炎的诊断标准与严重程度评估、抗菌治疗、外科治疗——急性胆道系统感染的诊断和治疗指南（2011版）、东京指南2018版（TG18）、胆道外科抗菌药物规范化应用专家共识

（2019 版）。

（1）诊断标准与严重程度评估：本病例中患者第一次入院出现高热、寒战，黄疸，腹痛，炎症反应指标升高，肝功能异常，影像学提示胆管扩张、肝内外胆管结石，提示急性胆管炎，结合症状、体征、辅助检查，考虑急性化脓性胆管炎（中度）。

（2）抗菌治疗：本例患者怀疑急性胆管炎应立即使用抗菌药物，根据经验性用药，选择头孢哌酮舒巴坦（A 级推荐），并进行胆汁培养和血液培养（B 级推荐）。最后根据胆汁培养结果，结合肝肾功能和药物过敏史改用哌拉西林他唑巴坦（建议 1，D 级）；根据胆道外科抗菌药物规范化应用专家共识（2019 版）停药指征：①体温正常 72 小时以上；②腹痛及腹部压痛、反跳痛等临床表现缓解或消失；③血常规白细胞计数正常；④ PCT < 0.05μg/L；⑤Ⅲ级以上急性胆道感染患者，血流动力学指标及重要器官功能恢复正常。达到指征后停药。

（3）外科治疗：任何抗菌治疗都不能替代解除胆道梗阻的治疗措施。轻度急性胆管炎经保守治疗控制症状后，根据病因继续治疗。中度、重度急性胆管炎通常对于单纯支持治疗和抗菌治疗无效，需要立即行胆道引流。该患者为中毒急性胆管炎，因此立即行 PTCD 引流（A 级推荐）。待二期手术解决胆道梗阻病因（4 级）。

3. 腹腔感染的诊断、严重程度评估、抗菌治疗、外科治疗——中国腹腔感染诊治指南（2019 版）。

（1）诊断标准与严重程度评估：本例患者第一次术后第 2 天即出现腹痛，炎症反应指标升高，肝功能异常，急性呼吸窘迫综合征（ARDS）等症状，腹部 CT 检查提示腹腔积液，考虑患者为合并脓毒症的腹腔感染（重度腹腔感染），诊断为严重腹腔感染（极低质量证据，强烈推荐）。

（2）抗菌治疗：本例患者术后第 2 天考虑重度腹腔感染，根据指南推荐经验性采用头孢哌酮舒巴坦进行治疗（中等质量证据，强烈推荐），并进行腹腔引流液细菌培养（6微生物检查）；术后第5天感染加重，出现骨髓抑制，根据细菌培养药敏结果，升级为亚胺培南抗感染，并根据细菌培养结果的变化进一步升级为亚胺培南联合利奈唑胺抗感染；并根据指南推荐的在微生物及药敏结果指导下的降阶梯方案：①缩窄抗菌药物治疗谱；②从联合治疗转变为单药治疗或减少治疗用抗生素的种类；③缩短治疗时长或停止抗菌药物治疗；进行抗生素降阶梯治疗（极低质量证据，强烈推荐）。

（3）外科治疗：该患者腹腔感染导致腹腔出血，应及时进行手术治疗。

┃ 病例总结 ┃

1. 肝内外胆管结石合并胆道感染治疗应根据胆道感染的严重程度，优先以控制胆道感染为目标，根据情况择期手术治疗。

2. 中重度胆道感染应进行胆管引流。

3. 胆道术后具有高危腹腔感染患者应合理预防性选用抗生素防止发生严重腹腔感染。

4. 腹腔感染应及时进行细菌学及药敏检验，合理调整抗生素使用。

5. 发生腹腔感染，至关重要的环节为感染源控制——积极腹腔引流，必要时手术治疗。

评析

肝胆管结石好发于我国东南沿海及西南地区，是我国常见的胆道疾病，虽然其治疗方式及手术方法不断发展改进，但由于其病情复杂，治疗困难，总体治疗效果仍不理想。目前肝胆管结石最有效的治疗方法仍是外科手术，其原则是：去除病灶、取尽结石、矫正狭窄、通畅引流、预防复发。对于Ⅰ型及Ⅱb型肝胆管结石患者，最大限度地切除含有结石及其所在病变肝段是治疗肝胆管结石的关键。

该患者虽然治疗过程中发生严重腹腔感染，但其诊治流程符合规范，措施得当，最终随访无结石复发及胆管炎发作，治疗效果令人满意。

其过程中有几点值得探讨：①该患者第一次入院合并急性胆管炎发作，经治疗后好转出院，第二次入院手术前无急性胆管炎表现，是否可行胆汁培养判断其是否仍存在胆道感染，进而指导围手术期抗生素的使用，预防术后胆道及腹腔感染。②手术治疗的时机选择，该患者再次入院行肝部分切除治疗肝胆管结石，其第二次入院时CT提示仍存在肝脓肿可能，应进一步延后手术时机，待肝脓肿完全吸收后再行手术，能有利于术后肝断面胆管愈合，减少术后腹腔感染风险。③对于高危存在胆漏腹腔感染患者，可考虑放置腹腔双套管于肝断面，必要时通过腹腔冲洗及时将含有细菌的积液引流出体外，最大限度控制感染源。

（陈实　黄龙）

本例患者老年女性，因胆肠吻合术后30余年、胆管结石、胆道感染就诊，因中度胆道感染、合并梗阻性黄疸、肝脓肿、胆汁性肝硬化，于第一次入院后给予抗菌药物、PTCD引流；2个月后再次评估，因感染指标好转而行手术治疗，肝右前叶切除、胆肠吻合口切开取石、T管引流，术后病情一波三折，首先因Ⅲ级胆管炎、腹腔感染，继发Ⅰ型呼吸衰竭；然后继发胸腔积液；术后14天出现腹腔出血而再次手术。之后的治疗跟着病情变化调整抗菌药物，终于逐渐好转。

通常胆管结石术后的患者因反复胆道感染，营养状态通常比较差，本例患者在病史中未给予营养状态评分，但综合老年患者、迁延病史，PTCD引流后2个月，CT仍提示肝脓肿存在，再结合胆汁性肝硬化的背景，那么，这样的患者在感染仍然存在的前提下进行肝切除，这个决策欠妥。这也是后来感染难以控制，进一步发展至复杂性腹腔感染、继发呼吸衰竭、肝切除创面坏死、出血、胆漏的根本因素。外科医生从治疗原则上尽可能去除病灶、取净结石、通畅引流是正确的，但如果需要做肝部分切除，建议评估患者营养评分、感染状态、肝脏功能等综合情况再做决断。本例患者最终获得了稳定的治疗效果，预后情况需要根据长期随访。

（李秉璐　王健东　张永杰）

参考文献

[1] Junichi S . Hepatolithiasis–epidemiology and pathogenesis update[J]. Front Bio, 2003, 8: e398.

[2] Chen S, Huang L, Qiu F, et al. Total laparoscopic partial hepatectomy versus open partial hepatectomy for primary left-sided hepatolithiasis: A propensity, long-term follow-up analysis at a single center[J]. Surgery, 2018, 163: 714-720.

[3] 黄龙，王丹凤，黄文涛，等. 循肝中静脉腹腔镜解剖性左半肝切除术治疗左肝内胆管结石临床研究 [J]. 中国实用外科杂志，2020，40：808-812.

[4] 王小飞，邓青松，冯凯，等. 肝胆管结石的分型与意义 [J]. 肝胆外科杂志，2019，27：324-326.

[5] 中华医学会外科学分会胆道外科学组. 肝胆管结石病诊断治疗指南 [J]. 中华消化外科杂志, 2007, 6: 156-161.

[6] 中国研究型医院学会肝胆胰外科专业委员会, 国家卫生健康委员会公益性行业科研专项专家委员会. 肝胆管结石病胆肠吻合术应用专家共识（2019 版）[J]. 中华消化外科杂志, 2019, 18: 414-418.

[7] Marziali I, Cicconi S, Marilungo F, et al. Role of percutaneous cholecystostomy in all-comers with acute cholecystitis according to current guidelines in a general surgical unit[J]. Updates Surg, 2021, 73(2): 473-480.

[8] Lorio E, Patel P, Rosenkranz L, et al. Management of Hepatolithiasis: Review of the Literature[J]. Curr Gastroenterol Rep, 2020, 22: 30.

[9] 任建安. 腹腔感染实施感染源控制措施的治疗策略 [J]. 中华消化外科杂志, 2019, 18: 903-907.

[10] Yokoe M, Hata J, Takada T, et al. Tokyo Guidelines 2018: diagnostic criteria and severity grading of acute cholecystitis (with videos)[J]. J Hepatobiliary Pancreat Sci, 2018, 25: 41-54.

[11] 樊毅, 孙诚谊, 喻超. 数字化诊疗技术在肝内胆管结石中的应用. 肝胆胰外科杂志, 2020, 32: 509-512.

[12] 胡伟, 张桢, 沈丰, 等. 解剖性肝切除治疗区域型肝内胆管结石的近期及远期疗效评价 [J]. 中华普外科手术学杂志（电子版）, 2018, 12: 268-270.

[13] 张宇华. 急性胆道感染《东京指南（2018）》拔萃 [J]. 中国实用外科杂志, 2018, 38（7）: 767-774.

[14] Miura F, Okamoto K, Takada T, et al. Tokyo Guidelines 2018: initial management of acute biliary infection and flowchart for acute cholangitis[J]. J Hepatobiliary Pancreat Sci, 2018, 25: 31-40.

[15] Kiriyama S, Kozaka K, Takada T, et al. Tokyo Guidelines 2018: diagnostic criteria and severity grading of acute cholangitis (with videos)[J]. J Hepatobiliary Pancreat Sci, 2018, 25: 17-30.

[16] Kiriyama S, Kozaka K, Takada T, et al. Tokyo Guidelines 2018:

antimicrobial therapy for acute cholangitis and cholecystitis[J]. J Hepatobiliary Pancreat Sci, 2018, 25(1)：17-30.

[17] Okamoto K, Suzuki K, Takada T, et al. Tokyo Guidelines 2018: flowchart for the management of acute cholecystitis[J]. J Hepatobiliary Pancreat Sci, 2018, 25: 55-72.

[18] 中华医学会外科学分会胆道外科学组，中国研究型医院学会加速康复外科专业委员会，中华外科杂志编辑部. 胆道外科抗菌药物规范化应用专家共识（2019 版）[J]. 中华外科杂志，2019，57：481-487.

[19] 中国研究型医院学会肝胆胰外科专业委员会，国家卫生健康委员会公益性行业科研专项专家委员会. 肝胆管结石病微创手术治疗指南（2019 版）[J]. 中华消化外科杂志，2019，18：407-413.

[20] 中华医学会外科学分会胆道外科学组. 急性胆道系统感染的诊断和治疗指南（2011 版）[J]. 中华消化外科杂志，2011，10：9-13.

[21] 耿小平. 基于临床分型的肝胆管结石病治疗策略 [J]. 中华消化外科杂志，2020，19：804-807.

[22] 中华医学会外科学分会外科感染与重症医学学组，中国医师协会外科医师分会肠瘘外科医师专业委员会. 中国腹腔感染诊治指南（2019 版）[J]. 中国实用外科杂志，2020，40：1-16.

[23] 董汉华，武齐齐，陈孝平. 急性胆道感染东京指南（2018 版）更新解读 [J]. 临床外科杂志，2019，27：5-9.

病例 5

远端胆管癌术后胆道感染病例

病例介绍

患者，男性，54 岁。因"发现皮肤、巩膜黄染 1 个月余"入院。

1. 现病史　患者 1 个月前无明显诱因出现皮肤巩膜黄染，伴食欲减退，无腹痛、腹胀；无畏寒、发热；无恶心、呕吐；无反酸、嗳气。至当地医院就诊，查肝功能示：总胆红素 189μmol/L，直接胆红素 122μmol/L，丙氨酸氨基转移酶 562U/L，天冬氨酸氨基转移酶 216U/L，葡萄糖 9.9mmol/L，肿瘤标志物：CA199 40U/ml。上腹部 MRI 平扫＋MRCP 示：胆总管远端狭窄。全腹部 CT 增强扫描：胆总管远端乳头区结节灶，伴肝内胆管、胆总管扩张及胆囊增大积液。腹部超声：胆总管扩张，肝内胆管稍扩张。当时仅予保肝治疗。现拟诊"胆总管恶性肿瘤"收住入院。

2. 病程中，患者无畏寒、发热，食欲缺乏，睡眠一般，小便浓茶样，大便白陶土样，体重下降 5kg。

3. 入院时查体　神清，皮肤、巩膜黄染，腹平软，无压痛，余无殊。

4. 入院后完善相关检查

（1）实验室检查

血常规：WBC 4.61×10^9/L，NE 66.5%，Hb 139g/L，PLT 249×10^9/L。

肝肾功能：ALT 53U/L，AST 24U/L，GGT 516U/L，TB 261.8μmol/L，DB 192.2μmol/L，白蛋白 41mg/L。

肿瘤标志物：CA199 40U/ml。余肿瘤标志物正常范围。

（2）腹部超声：肝内外胆管扩张，胆囊增大。

（3）CT 血管造影（CTA）：胆总管下端恶性肿瘤（MT）可能大，伴肝内外胆管梗阻。

（4）MRCP：胆总管下端增厚，考虑 MT 可能，其上方胆道系统梗阻。

（5）PET/MRI：胆总管下端慢性炎症病变可能伴胆系扩张，MT 不除外。

（6）超声胃镜：胆总管泥沙样结石可能，胆囊增大伴泥沙样结石。

5. 诊断　远端胆管癌可能。

6. 治疗过程

（1）入院后予以保肝支持处理，积极完善术前准备。

（2）手术：根治性胰十二指肠切除术。

术中快速病理：（胰十二指肠）腺癌，分化中等。

术后正式病理：（胰十二指肠）胆总管下端腺癌，分化 II 级，癌组织侵犯胆总管壁肌层，未累及胰腺及十二指肠。各切缘均未见癌累及。

（3）术后管理

1）术后第 1 天：T 37.8℃，HR 80 次/min，BP 112/54mmHg。

WBC 11.3×10^9/L，NE 92.1%，ALT 69U/L，AST 92U/L，GGT 176U/L，TB 417.5μmol/L，DB 300.6μmol/L。

予以二代头孢（头孢西酮钠）联合奥硝唑预防性抗感染治疗。

2）术后第 3 天：T 38.1℃，最高 38.6℃，HR 101 次/min，BP 127/71mmHg。

WBC 12.54×10^9/L，NE 91.3%，降钙素原 1.81ng/ml，ALT 32U/L，AST 30U/L，GGT 130U/L，TB 429.4μmol/L，DB 325.1μmol/L。

引流液淀粉酶：最高 2867U/L。

抗感染方案：抗生素升级（头孢哌酮舒巴坦钠 4.5g 静脉滴注每 12 小时一次）。

3）术后第 4 天：T 38.3℃，最高 38.8℃，HR 100 次/min，BP 134/68mmHg。

WBC 9.01×10^9/L，NE 84.7%，降钙素原 1.34ng/ml。

ALT 24U/L，AST 28U/L，GGT 97U/L，TB 489.5μmol/L，DB 382.4μmol/L。

抗感染方案：抗生素升级（美罗培南 0.5g 静脉滴注 每 8 小时一次）。

4）术后第 5 天：T 38.3℃，HR 80 次/min，BP 115/68mmHg。

WBC 11.72×10^9/L，NE 90.0%，降钙素原 1.45ng/ml。

ALT 21U/L，AST 26U/L，GGT 81U/L，TB 439.3μmol/L，DB 338.3μmol/L。

抗感染方案：抗生素调整（美罗培南 0.5g 静脉滴注 每 8 小时一次联合替加环素 50mg 静脉滴注 每 12 小时一次）。

5）术后第 8 天：T 38.1℃，HR 120 次/min，BP 132/74mmHg。

WBC 10.74×10^9/L，NE 91.5%，ALT 26U/L，AST 32U/L，GGT 85U/L，TB 531.6μmol/L，DB 373.4μmol/L。

腹水抗酸杆菌、分歧杆菌、细菌、真菌等培养均呈阴性。

左侧负压球引流液：溶血葡萄球菌 2+。

CT：肝周、胰尾周围有积液。予以穿刺引流。

同时更换引流管为双套管，持续冲洗接负压吸引。

抗感染方案维持美罗培南联合替加环素，体温逐步下降至正常。

6）术后第 11 天：T 36.8℃，HR 95 次/min，BP 118/70mmHg。

左侧双套管冲洗引流管周围出血，色鲜红，量较多，HR

95 ~ 110 次 /min，BP 110 ~ 120/65 ~ 75mmHg，SpO$_2$ 95% ~ 98%。Hb 从晨 116g/L 下降至 101g/L。

WBC 19.11 × 10^9/L，NE 93.8%，降钙素原 3.46ng/ml。

ALT 45U/L，AST 56U/L，GGT 76U/L，TB 434.4μmol/L，DB 341.7μmol/L。

予以数字减影血管造影（DSA）提示腹腔动脉及肠系膜上动脉（SMA）均未见明显异常，胃十二指肠动脉（GDA）结扎后改变，各血管走行正常，门脉血管未见异常。

之后左侧引流管再次引流出 300ml 鲜血，HR 106 次 /min，BP 103/71mmHg，Hb 93g/L。

（4）急诊行探查手术，并在术中再次消化道血管造影仍未见明显异常。术中探查见双套管窦道尖端有血凝块及少许渗血，予以止血满意，并检查吻合口均可靠。

术后继续维持抗感染方案为美罗培南 0.5g 静脉滴注 每 8 小时一次联合替加环素 50mg 静脉滴注 每 12 小时一次。

二次术后病情均属稳定，但连续痰培养提示：

1）二次术后第 1 天，痰白假丝酵母菌 1+，药敏：氟康唑 S；伊曲康唑 S；伏立康唑 S。

2）二次术后第 2 天，痰金黄色葡萄球菌 3+，多重耐药，药敏：利奈唑胺 S；万古霉素 S；利福平 S。

3）二次术后第 4 天，痰白假丝酵母菌 3+。

体温出现反弹，38.4℃，HR 80 次 /min，BP 130/70mmHg。

WBC 10.5 × 10^9/L，NE 95%，降钙素原 1.09ng/ml。

调整抗感染方案：加用氟康唑 0.4g 静脉滴注 每日一次。

4）二次术后第 7 天，T 37.1℃，HR 65 次 /min，BP 117/83mmHg。

WBC 7.28 × 10^9/L，NE 93.4%，降钙素原 1.14ng/ml。

ALT 213U/L，AST 355U/L，GGT 238U/L，TB 368.9μmol/L，

DB 257μmol/L。

血培养提示溶血葡萄球菌 3+。

调整抗感染方案：头孢哌酮钠舒巴坦钠 3g 静脉滴注 每 8 小时一次联合万古霉素 1g 静脉滴注 每 12 小时一次联合氟康唑 0.2g 静脉滴注 每日一次。

同时监测万古霉素的药物浓度。之后体温均在正常范围。

5）二次术后第 15 天，T 36.8℃，HR 90 次 /min，BP 114/65mmHg。

WBC 8.71×10⁹/L，NE 84.8%，降钙素原 3.8ng/ml。

ALT 95U/L，AST 113U/L，GGT 452U/L，TB 403.6μmol/L，DB 289.1μmol/L。

CT 提示腹腔渗出伴积液，胰尾部假性囊肿待排。两肺少许渗出。

左侧双套管周围再次出现少许渗血，约 10ml，予以止血治疗后好转。

6）二次术后第 17 天，T 37℃，HR 72 次 /min，BP 115/70mmHg。

WBC 9.07×10⁹/L，NE 88.5%。

ALT 51U/L，AST 78U/L，GGT 311U/L，TB 361μmol/L，DB 305.5μmol/L。

引流液培养提示鲍曼不动杆菌 2+，白假丝酵母菌 2+，药敏：米诺环素、替加环素、黏菌素 S。

调整抗感染方案：美罗培南 0.5g 静脉滴注 每 8 小时一次联合奥硝唑 0.5g 静脉滴注 每日两次。

7）二次术后第 19 天，T 36.8℃，HR78 次 /min，BP115/65mmHg。

WBC 7.26×10⁹/L，NE 86%，降钙素原 3.36ng/ml。

ALT 38U/L，AST 64U/L，GGT 455U/L，TB 401.1μmol/L，DB 338.7μmol/L。

引流液培养提示耐甲氧西林金黄色葡萄球菌（MRSA）+白假

丝酵母菌。

调整抗感染方案：亚胺培南西司他丁钠 0.5g 静脉滴注 每 8 小时一次联合万古霉素 0.5g 静脉滴注 每 12 小时一次联合醋酸卡泊芬净 50mg 静脉滴注 每日一次。

因总胆红素及直接胆红素水平仍持续升高，于二次术后第 22 天加用甲泼尼龙 40mg 静脉滴注 每日两次。

8）二次术后第 27 天，T 36.3℃（图 5-1），HR 60 次 /min，BP 113/68mmHg。

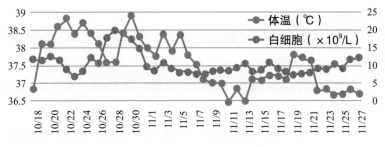

图 5-1 术后体温及白细胞变化趋势

WBC 12.06 × 10⁹/L，NE 89.6%，降钙素原 1.51ng/ml。

ALT 45U/L，AST 73U/L，GGT 702U/L，TB 446.3μmol/L，DB 319.4μmol/L。

维持抗感染方案为亚胺培南西司他丁钠 0.5g 静脉滴注 每 8 小时一次联合万古霉素 0.5g 静脉滴注 每 12 小时一次联合醋酸卡泊芬净 50mg 静脉滴注 每日一次。

9）二次术后第 28 天，T36.5℃，HR 76 次 /min，BP 117/70mmHg。再次加用氟康唑 200mg 口服 每日一次。

10）二次术后第 33 天，T36.5℃，HR 76 次 /min，BP 113/71mmHg。WBC 14.36 × 10⁹/L，NE 91.4%，降钙素原 0.75ng/ml。

ALT 79U/L，AST 68U/L，TB 630.8μmol/L，DB 517.4μmol/L。

停用静脉抗感染药物，改抗感染方案为利奈唑胺 0.6g 口服 每 12 小时一次联合法罗培南 0.2g 口服 每日三次。同时继续予以甲泼尼龙 10mg 静脉滴注 每日两次。

11）二次术后第 37 天，T 36.8℃，引流液培养提示肺炎克雷伯菌肺炎亚种 3+，多重耐药。

12）二次术后第 43 天，T 37.3℃。

查 MRCP 提示手术区局限积液，腹部超声未及明显特殊。

WBC 11.27×10⁹/L，NE 92.9%，TB 661μmol/L，DB 471μmol/L。

之后调整为静脉抗感染治疗：亚胺培南西司他丁钠 0.5g 静脉滴注 每 8 小时一次联合米卡芬净钠 150mg 静脉滴注 每日一次联合多黏菌素 B 75 万 U 静脉滴注 每 12 小时一次。

之后患者胆红素水平逐步下降，感染指标逐步恢复正常，于第 66 天停用抗感染药物。

13）二次术后第 69 天，T 37℃。

WBC 4.5×10⁹/L，NE 69%，TB 283.1μmol/L，DB 221.2μmol/L。

CT 提示术区少许渗出伴肝门区及汇管区局限性积液，肝内胆管局部轻度扩张。

14）二次术后第 80 天，T 36.7℃。

WBC 3.63×10⁹/L，NE 65%，TB 98.8μmol/L，DB 77.7μmol/L。

术后随访至今：随访 48 个月，其间于术后 4~5 个月时发生高热 2 次，予以替加环素 50mg 静脉滴注 每 12 小时一次后好转，之后再无明显不适。

指南节选及推荐

节选自中国临床肿瘤学会（CSCO）胆道系统肿瘤诊断治疗专

家共识（2019 年版）。

术前是否需要放置胆道引流管减黄治疗还存在争议。支持者认为术前胆道引流减黄能够改善肝肾功能、凝血功能，缓解胆管炎，提高预留肝脏的储备功能。反对者认为术前胆道引流减黄不能降低手术并发症和病死率，反而增加腹腔出血、胆道感染和肿瘤播散的风险，并且推迟了手术时间，导致肿瘤的进展（证据等级 2A）。只有当出现胆管炎、长时间的胆道梗阻、营养较差及血清总胆红素 > 200μmol/ L 以及需要做大范围肝切除而残余肝体积小于< 40%的时候才主张胆道引流。胆道引流的方法包括经皮经肝胆管引流（PTCD）、内镜逆行鼻胆管引流 / 支架（ENBD/ERBD）。ENBD 对于Ⅲ型以上肝门部胆管癌需多支引流的患者操作较困难，且长时间引流患者较难耐受，胆管下段炎症水肿严重，对后期的手术造成较大影响，因而 PTCD 引流较为常用。对于引流部位首先穿刺保留健侧肝脏的胆管引流，对肝功能差、黄疸指数高的患者可实施多支胆管引流（证据等级 2A）。

▍病例总结▍

1. 手术是胆管癌的唯一根治性手段，但手术风险大，并发症可能严重，围手术期的管理极为重要。

2. 本病例为术后出现难以改善的梗阻性黄疸以及反复的胆道感染，考虑为毛细胆管堵塞所致可能，同时致病菌谱广且多变。

3. 抗感染药物种类繁多，应注重其本质，了解其抗感染机制，选择合适的药物、剂量、用法以及给药途径。药物虽关键，但并不能替代及时的外科干预。

4. 密切关注围手术期病情变化，重视病情带给我们的每一次提示。

析评

目前，胰十二指肠切除术（pancreatoduodenectomy，PD）已发展成为胰头或壶腹周围良恶性疾病的标准切除术式。与过去相比，PD 具有更高的安全性。然而，即使应用现代最先进最娴熟的技术手段进行 PD 手术，其术后并发症的控制仍是一项很大的挑战。其中胰瘘最为常见，成为 PD 术后最常见的并发症，进而有部分患者出现感染和出血。

该患者诊治流程总体而言规范，出现并发症后，措施尚及时，最后结果尚满意。

本病例术前黄疸 TB 261.8μmol/L，DB 192.2μmol/L，而术后出现难以改善的梗阻性黄疸以及反复的胆道感染，考虑为毛细胆管炎所致可能，同时致病菌谱广且多变，所以这例患者术前是否需要减黄，仍值得深究。

另外，患者又发生术后胰瘘和出血，所以对并发症的控制还需要改进。尽管外科技术与术后管理技术方面在近年来已经取得了很大的进展，但是在接受 PD 治疗的患者中造成胰瘘的主要原因仍有吻合技术的缺陷；胰腺 – 空肠吻合口周围肠管内压力升高，影响愈合；胰腺 – 空肠吻合口可被渗出的胰酶破坏；胰腺质地不佳；患者营养不良、全身情况差等。对于术中考虑到术后胰瘘高发可能的患者，充分引流、及时 CT 检查至关重要；部分患者可考虑使用胰管支架外引流术，对术后管理有一定帮助。

（沈盛　倪晓凌）

点评

本例患者中年男性，因梗阻性黄疸 1 个月就诊，影像学诊断胆管下段占位病变，恶性可能性大，经完善术前检查、保肝支持治疗后行 Whipple 术。术后情况主要集中在以下几个方面：①腹腔积液：第 8 天因体温持续升高、白细胞及中性分类升高行 CT 检查，提示腹腔积液，穿刺引流治疗；②腹腔出血：术后第 11 天引流管血性引流液，再次急诊探查术，止血；③毛细胆管性胆管炎：因术后胆红素水平持续升高，二次术后第 22 天加甲泼尼龙冲击治疗；④术后不同时段伴随的来自肺部、腹腔的不同病原菌的感染：术后根据病原学积极调整抗菌药物。

有两点值得探讨：首先，患者术前胆红素 189μmol/L，但 ALT 562U/L，提示肝细胞损害较重，如果术前先减黄，等待肝功能一定程度恢复后再手术，术后的毛细胆管性胆管炎也许可以避免；此外，术后连续 38℃ 以上体温伴 WBC 升高，应该尽早 CT 扫描，尽早腹腔穿刺引流，根据后续的病程，未提出腹腔渗出（积液）持续存在的原因和后续引流液淀粉酶（Amy）结果，但推测小的胰瘘可能性比较大，如果引流及时、充分，可以在一定程度避免后续的腹腔出血。充分有效的外科引流、有效抗菌药物和营养支持是外科感染的治疗原则。

总体来说，本例患者诊治流程尚规范，出现并发症后治疗措施合理，能够及时获取病原学，并根据药敏结果科学地给予恰当的抗菌药物治疗，患者最终获得较理想的治疗效果。

（李秉璐　刘厚宝　张永杰）

参考文献

[1] 胆道肿瘤专家委员会. CSCO 胆道系统肿瘤诊断治疗专家共识（2019 年版）[J]. 临床肿瘤学杂志，2019，24（9）：828-838.

[2] Laurent A, Tayar C, Cherqui D. Cholangiocarcinoma: preoperative biliary

drainage (Con)[J]. HPB: the official journal of the International Hepato Pancreato Biliary Association, 2008, 10(2) : 126-129.

[3] Paik KY, Jung JC, Choi SH, et al. What prognostic factors are important for resected intrahepatic cholangiocarcinoma? [J]. Journal of Gastroenterology & Hepatology, 2008, 23(5) : 766-770.

[4] Barshes NR, Aloia TA, Goss JA, et al. Outcomes analysis for 280 patients with cholangiocarcinoma treated with liver transplantation over an 18-year period[J]. Journal of gastrointestinal surgery: official journal of the Society for Surgery of the Alimentary Tract, 2008, 12(1) : 117-122.

[5] Joseph S, Connor S, Garden OJ. Staging laparoscopy for cholangiocarcinoma[J]. HPB: the official journal of the International Hepato Pancreato Biliary Association, 2008, 10(2) : 116-119.

[6] Schwartz ME, Fiel MI, Miller CM, et al. Fifteen-year, single-center experience with the surgical management of intrahepatic cholangiocarcinoma: operative results and long-term outcome[J]. Surgery, 2008, 143(3) : 366-374.

[7] Liu XB, Altaf K, Huang W, et al. Systematic review and meta-analysis of outcomes after intraoperative pancreatic duct stent placement during pancreaticoduodenectomy[J]. The British Journal of Surgery, 2012, 99(8) : 1050-1061.

[8] Egawa T, Kenmochi T, Kitagawa Y, et al. Strategies to prevent pancreatic fistula after pancreaticoduodenectomy[J]. Hepato-gastroenterology, 2012, 59(120) : 2609-2613.

[9] Li ZH, Zhou QB, Chen RF, et al. The Impact of Internal or External Transanastomotic Pancreatic Duct Stents Following Pancreaticojejunostomy. Which One Is Better? A Meta-analysis[J]. Journal of gastrointestinal surgery: official journal of the Society for Surgery of the Alimentary Tract, 2012, 16(12) : 2322-2335.

[10] Rikiyama T, Motoi F, Unno M, et al. Randomized clinical trial of external stent drainage of the pancreatic duct to reduce postoperative pancreatic

fistula after pancreaticojejunostomy[J]. The British Journal of Surgery, 2012, 99(4) : 524-531.

[11] Markar SR, Vyas S, Karthikesalingam A, et al. The Impact of Pancreatic Duct Drainage Following Pancreaticojejunostomy on Clinical Outcome[J]. Journal of gastrointestinal surgery: official journal of the Society for Surgery of the Alimentary Tract, 2012, 16(8) : 1610-1617.

[12] Kollmar O, Schilling MK, Schuld J, et al. Octreotide prophylaxis is not beneficial for biochemical activity and clinical severity of postoperative pancreatic fistula after pancreatic surgery[J]. Dig Surg, 2012, 29(6): 484-491.

[13] Wang S, Zhou Y, Li B, et al. Does external pancreatic duct stent decrease pancreatic fistula rate after pancreatic resection?: a meta-analysis[J]. Pancreatology, 2011, 11(3) : 362-370.

[14] Sauvanet A, Arnaud JP, Pessaux P, et al. External pancreatic duct stent decreases pancreatic fistula rate after pancreaticoduodenectomy: prospective multicenter randomized trial[J]. Annals of Surgery, 2011, 253(5) : 879-885.

[15] Tajima Y, Kuroki T, Adachi T, et al. Stenting versus non-stenting in pancreaticojejunostomy: a prospective study limited to a normal pancreas without fibrosis sorted by using dynamic MRI[J]. Pancreas, 2011, 40(1) : 25-29.

[16] Satoi S, Toyokawa H, Yanagimoto H, et al . Is a nonstented duct-to-mucosa anastomosis using the modified Kakita method a safe procedure?[J]. Pancreas, 2010, 39(2) : 165-170.

[17] Bacchion M, Salvia R, Malleo G, et al. Delayed gastric emptying after pylorus-preserving pancreaticoduodenectomy: validation of International Study Group of Pancreatic Surgery classification and analysis of risk factors[J]. HPB: the official journal of the International Hepato Pancreato Biliary Association, 2010, 12(9) : 610-618.

[18] Piessen Guillaume, Huet Emmanuel, Tavernier Marion, et al.

Life-threatening postoperative pancreatic fistula (grade C) after pancreaticoduodenectomy: incidence, prognosis, and risk factors[J]. The American Journal of Surgery, 2009, 197(6) : 702-709.

[19] Hwang HK, Park JS, Kim JK. Clinical validation and risk factors for delayed gastric emptying based on the International Study Group of Pancreatic Surgery (ISGPS) Classification[J]. Surgery, 2009, 146(5) : 882-887.

胰头十二指肠切除术后远期反复胆道感染病例

病例介绍

患者，女，53岁。

1. 胰头十二指肠切除术后2年，"胆道感染"1天。

2. 主诉　腹痛伴寒战发热1天。

3. 现病史　1天前无明显诱因出现腹部疼痛，性质为闷痛，无放射，伴寒战发热，体温高达40℃，自行口服布洛芬颗粒及头孢克洛颗粒体温下降至38.5℃，之后短期内再次升高至39℃以上，为求进一步诊治来院，门诊彩超提示"胆道梗阻"，急诊外科以"胆道感染"收入院，病程中患者尿色深黄，未解大便。

4. 既往史　2年前因胰头占位行"胰头十二指肠切除术"，术后恢复良好，无胰瘘、胆漏等并发症发生，病理回报"胰头部导管内乳头状黏液瘤，直径约5cm"。7个月前患者曾出现腹痛症状，伴有寒战发热，自行口服布洛芬颗粒及头孢克洛颗粒后好转。此后又有3次类似发作。

5. 查体　一般状态较差，嗜睡。T 39.2℃，P 122次/min，R 27次/min，BP 93/62mmHg。

皮肤巩膜黄染。腹平软，右上腹压痛（+）。

6. 实验室检查　血常规：WBC 24.2×10^9/L，NE 87.8%，Hb 113g/L，PLT 283×10^9/L；肝功能：AST 53U/L，ALT 62U/L，GGT 971U/L，TB 120μmol/L，DB 118.7μmol/L；凝血功能：PT 12.6s，PT% 72%，INR 1.17。

7. 彩超　胆囊切除术后；肝门区左右肝管汇合处稍高回声区（考虑淤积的胆泥样回声，请结合其他检查除外占位性病变）；肝内胆管扩张，胆道梗阻；胰头切除术后，胰管轻度扩张。

8. 诊断　胰十二指肠切除术后；急性梗阻性化脓性胆管炎（AOSC）；休克代偿期。

9. 治疗过程

（1）入院病情评估：感染分级：重度；感染部位：胆道；感染原因：结石可能性大，不排除其他可能。

（2）初始治疗方案：抗生素（厄他培南）；营养支持［脂肪乳氨基酸（17）葡萄糖（11%）注射液］；保肝（复方二氯醋酸二异丙胺注射液）。

（3）选择胆道引流方案：PTCD。

PTCD 术后白细胞下降情况及肝功改善情况（图 6-1）。

（4）患者病情稳定后行 CT 检查（PTCD 处置后第 8 天，图 6-2）。

CT 回报：左右肝管汇合区占位，考虑结石，不除外胆管癌；门静脉左支栓塞；肝脏异常血流灌注，部分为胆管炎性改变所致，左叶主要为血管改变继发肝弥漫性病变。

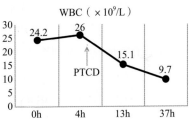

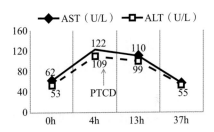

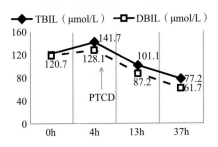

图 6-1　PTCD 前后患者白细胞及肝功水平变化

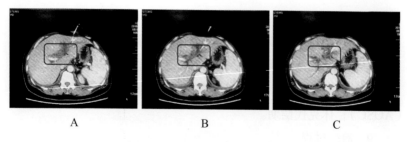

图 6-2 左右肝管汇合区占位

（5）最终治疗方案：在 PTCD 处置后第 10 天行外科手术：开腹探查，胆道镜探查。术中见胆肠吻合口狭窄，肝内胆管结石，行胆道镜取石、胆肠吻合口重建。

10.术后情况　顺利恢复出院，随访至今良好。

指南节选及推荐

急性胆道感染东京指南（2018 版）（TG18）；胆道外科抗菌药物规范化应用专家共识（2019 版）。

急性胆管炎的诊断标准与严重程度评估、抗菌治疗、外科治疗：

1. 诊断标准与严重程度评估　参考 TG18 指南，依据患者的症状体征、结合血液检查及影像学检查，考虑患者当前为重症 AOSC（Grade Ⅲ）。

2. 抗菌治疗　AOSC（Grade Ⅲ）患者由于脓毒血症可能导致病情迅速恶化，造成多器官功能损害，甚至危及生命。根据 TG18 指南并结合我国胆道外科抗菌药物规范化应用专家共识（2019 版），需要迅速给予患者适当的抗生素治疗，必要时包括呼吸、循环等管理。

3. 胆管引流　AOSC 治疗的关键是尽快解除梗阻，通畅引流，

任何抗菌药物均无法替代。对 AOSC 急诊行外科手术引流胆管的
方案在 TG18 中已经被剔除，尤其本例尚有胆道手术史。内镜下经
乳头胆管引流（ENBD）或胆管支架内引流术（EBS）方案为一级
推荐，但应用时需与 PTCD 做对比选择，建议结合患者病史及救
治医院实际情况，选择施行更迅速、风险相对更小的方案。

4. 手术治疗　待患者病情平稳后，通过评估再行进一步病因
治疗。

病例总结

对于 AOSC 治疗：

1. 首要是紧急防治休克。
2. 基础是应用敏感抗生素。
3. 关键是及时有效引流。
4. 根本是寻找和去除病因。

析评

本例患者诊治流程符合规范，措施得当，治疗效果令人满意。
此外，还有一个问题值得反思：为什么在胰头十二指肠切除术后短
短 2 年的时间就出现了吻合口狭窄？胆管结石形成的原因是什么？

胆肠吻合是胰头十二指肠切除术重要的步骤之一，虽然手术操
作技术细节及缝合材料的选用在近些年有了快速的发展并形成了广
泛的共识，但仍然无法完全避免有关并发症的发生。吻合口狭窄是
胆肠吻合重要的并发症之一，其不仅可以直接或间接地导致结石的
复发，不通畅的吻合口也会在反流性胆管炎的发生与发展中起到推
波助澜的作用。导致吻合口狭窄的原因有很多，除手术时胆管口径
本身较细或胆管扩张时间较短而迅速回缩之外，生理因素可能包括

由于胆管壁与肠管壁分属不同类型细胞，吻合后成纤维细胞生成并分泌大量胶原，导致瘢痕增生，最终表现为吻合口狭窄；另外，由于缺乏 Oddi 括约肌的"阀门"作用，肠管内的细菌可能反流并滞留在胆管内引发逆行感染，反复的感染会加重吻合口瘢痕的形成等；人为因素包括吻合手法问题、吻合材料的不同等可能都是导致吻合口狭窄的重要原因。结合本病例，虽无法判定该吻合口狭窄的具体原因，但在今后的工作中，如果医生都能按照 2018 版胆道手术缝合技术与缝合材料选择中国专家共识规范操作，相信未来国内胆肠吻合术后吻合口狭窄的并发症发生率一定会有明显的降低。

（吴德全　林雨佳　胡彦华）

 点评

　　本例患者 2 年前因胰头部导管内乳头状黏液瘤（IPMN）行 Whipple 术，术后两年出现反复胆道感染，因急性梗阻性化脓性胆管炎入院。入院后明确胆道感染，进行感染程度分级，及时给予抗菌药物、PTCD 引流和营养支持，待感染控制后择期行手术，术中取石、重建胆肠吻合口，术后恢复良好。总体来说，诊断及时，符合治疗原则，短期效果明显。

　　从整体治疗过程来说，如果能在 PTCD 引流同时，留取胆汁送病原学培养＋药敏试验，根据结果指导抗菌药物的选择，从治疗角度，证据将更加完善；从感染控制角度，也增加了病原学资料。对于肝内胆管结石行胆肠吻合的患者，长期随访非常重要，总体预后有待后续随访资料。

（李秉璐　刘厚宝　王坚）

| 参考文献 |

[1] Yokoe M, Hata J, Takada T, et al . Tokyo Guidelines 2018: diagnostic criteria and severity grading of acute cholecystitis (with videos)[J]. J Hepatobiliary Pancreat Sci, 2018, 25(1): 41-54.

[2] 中华医学会外科学分会胆道外科学组，中国研究型医院学会加速康复外科专业委员会，中华外科杂志编辑部. 胆道外科抗菌药物规范化应用专家共识（2019 版）[J]. 中华外科杂志，2019，57（7）：481-487.

[3] 董汉华，武齐齐，陈孝平. 急性胆道感染东京指南（2018 版）更新解读 [J]. 临床外科杂志，2019，27（1）：5-9.

[4] 陈亚进，张永杰，王坚，等. 胆道手术缝合技术与缝合材料选择中国专家共识（2018 版）[J]. 中国实用外科杂志，2019（1）：27-33.

[5] 赵小洋，姜洪池. 再次胆道手术原则把握与趋势 [J]. 中国实用外科杂志，2013，33（5）：420-421.

[6] 赵海鹰，刘金钢. 胆肠吻合术后复发性胆管炎再次手术时机 [J]. 中国实用外科杂志，2014（10）：939-942.

[7] 秦新裕，刘凤林. 充分重视上消化道重建基本原则及吻合方式合理性 [J]. 中国实用外科杂志，2012，32（8）：601-602.

[8] 刘厚宝，沈盛. 胆肠吻合口狭窄的再探讨 [J]. 临床外科杂志，2015（12）：898-900.

一例急性梗阻性化脓性胆管炎患者的诊疗经验

病例介绍

患者，男，77 岁。

1. **主诉** 腹痛腹胀 6 天，加重伴呼吸困难 10 余小时。

2. **现病史** 患者于 2019 年 1 月 7 日上午无明显诱因出现上腹部疼痛，伴有腹胀、恶心、呕吐，呕吐两次，为胃内容物，无发热、头昏头疼等不适。遂到当地医院就诊，腹部 CT 提示胆总管结石，于 1 月 8 日行消化内镜检查，ERCP 取石不成功。凌晨出现寒战高热，体温最高至 40℃，伴有血压下降，收缩压最低至 60mmHg，外院予以对症处理，有所好转。今日凌晨出现呼吸困难，坐卧位可稍缓解，伴有胸闷，但无胸痛、咳嗽咳痰、心慌等不适，CT 提示胆总管结石伴胆管扩张，双侧胸腔积液。为求进一步治疗，于 2019 年 1 月 12 日 22 时急诊收入我院 ICU 治疗。

3. **既往史** 高血压病史十余年，平素收缩压为 150～160mmHg；慢性支气管炎 10 余年；50 余年前行阑尾切除术，1994 年行胆囊切除术；否认传染病史。

4. **查体** 一般情况较差，T 39.2℃，P 100 次/min，R 29 次/min，BP 85/43mmHg，神志尚清楚，全身皮肤、巩膜黄染，心肺无明显异常，腹部膨隆，右上腹腹肌紧张，压痛及反跳痛阳性，肝脾肋下未及，移动性浊音阴性。其他体征无异常。

5. **入院前实验室检查** 2019 年 1 月 9 日：血常规：WBC 5.37×10^9/L，NE 70.1%，PLT 199×10^9/L；肝功能：TBIL 82.2μmol/L，

DBIL 28.1μmol/L，ALT 143U/L，AST 264U/L，ALP 153U/L，γ–GT 534U/L。

2019 年 1 月 10 日：血 常 规：WBC 7.17×10^9/L，NE 94.7%，PLT 74×10^9/L；肝功能：TBIL 275μmol/L，DBIL 202μmol/L，ALT 102U/L，AST 135U/L，ALP 180U/L，γ–GT 366U/L。

6. 入院后实验室检查 2019 年 1 月 13 日：血常规 WBC 15.60×10^9/L，NE 87.40%，Hb 95g/L，PLT 40×10^9/L；血生化：TBIL 496.1 μmol/L，DBIL 335.6μmol/L，ALT 64U/L，AST 53U/L，ALP 303U/L，γ–GT 320U/L，ALB 25.6g/L；肾功能：肌酐（Cr）56.6μmol/L，尿素氮（BUN）25.62mmol/L；电解质：Na^+ 135.4mmol/L，K^+ 3.23mmol/L，Ca^{2+} 2.20mmol/L；凝血功能：PT 14.7s，活化部分凝血活酶时间（APTT）57.0s，INR 1.17；肿瘤标志物：CA125 66.4U/ml，CA199 > 1200U/ml；PCT 44.43μg/L，CRP 181.00mg/L；脑钠肽（BNP）1139.4pg/ml。

7. 入院前 CT 检查（图 7-1） 胆囊缺如，胆总管结石伴有胆管扩张，双侧胸腔积液。

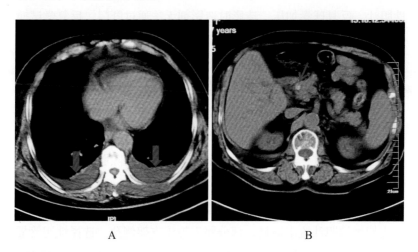

图 7-1 CT 检查提示双侧胸腔积液（粗箭头），胆总管下段结石（细箭头）

8. 入院诊断 ①急性梗阻性化脓性胆管炎（AOSC）；②感染性休克；③胆总管结石；④胆囊切除术后；⑤高血压病。

9. 第一阶段治疗过程

入院初始治疗方案：

（1）重症监护、氧气吸入、改善一般状况。

（2）抗休克治疗：去甲肾上腺素持续静脉泵入。

（3）经验性用药抗感染治疗：美罗培南1.0g静脉滴注 每8小时一次；同时待血细菌培养＋药敏试验结果调整方案；胆汁细菌培养暂无法获得。

（4）补液、补充白蛋白、保肝、稳定内环境等。

（5）积极准备内镜下胆道引流。

（6）内镜引流治疗：患者入院后经保守治疗，生命体征趋于平稳，血压恢复正常，于2019年1月13日急诊内镜治疗，但患者配合欠佳，仅行胆道塑料支架置入暂行胆汁引流处理；1月14日再次消化内镜治疗（图7-2），行ERCP＋内镜十二指肠乳头括约肌切开术（EST）＋胆道取石＋ENBD，取出大量泥沙样结石和大量的脓性胆汁，反复球囊加压，造影时造影剂无法通过肝门，反复尝试插管，导丝无法进入肝内（肝门区胆管狭窄，性质待定）。

急诊对症处理后，病情稳定，入院后血培养为肺炎克雷伯菌，对美罗培南敏感，继续予以抗感染、保肝、祛痰和稳定内环境等对症治疗。2019年1月16日复查腹部CT（图7-3）提示胆管ENBD术后改变，胆囊缺如，胆总管结石，双侧胸腔积液。

（7）病情进一步稳定后，拟采用消化内镜去除胆总管结石，解除胆道梗阻，于2019年1月25日再次ERCP治疗。术前鼻胆管造影显示支架及鼻胆管位于胆总管中上段，进镜至十二指肠降部可见支架远端胆汁流出通畅，部分胆泥覆于支架侧孔。选择性胆管插管成功后，造影后胆总管中段以上不显影，下段可见云雾状充盈缺

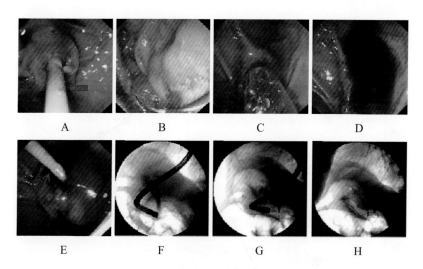

图 7-2 再次 ERCP 取石失败，行 ENBD 引流胆汁（粗箭头：胆道塑料支架；细箭头：鼻胆管）

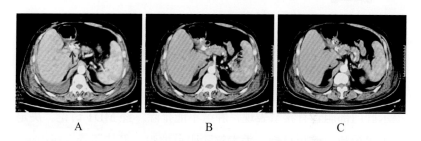

图 7-3 ERCP 治疗术后 CT 检查提示鼻胆管位于胆总管，胆总管结石梗阻（细箭头）

损。反复尝试将导丝送入肝内胆管均未成功，患者烦躁、配合差，留置鼻胆管至胆总管中上段后退镜。

入院后经治疗，胆红素水平逐渐下降，PCT 逐渐恢复正常，PLT 计数由入院时显著下降逐渐恢复正常（图 7-4）。

10. 第二阶段治疗过程　经过积极保守治疗后，患者的胆道梗阻无法完全解除，胆红素水平进入平台期，且胆管内镜下胆管造影

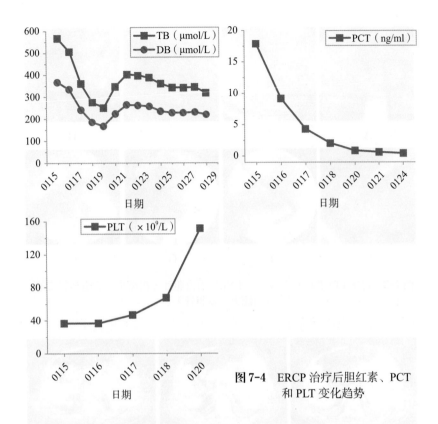

图7-4 ERCP 治疗后胆红素、PCT 和 PLT 变化趋势

提示肝门部胆管有狭窄表现，肿瘤不能排除。经 MDT 讨论，决定行手术治疗。治疗目标：手术解除胆道梗阻，保持胆管通畅引流，探查胆管狭窄原因。于 2019 年 1 月 30 日行腹腔镜腹腔探查术 + 中转开腹胆道探查术 + 胆道镜取石术 + T 管引流术。术中可见肝脏呈重度淤胆表现，胆囊缺如，上腹部粘连严重，遂中转开腹，可见胆总管扩张至 1.5cm，内有质硬结石数枚；取出结石后，胆总管下段通畅，取石网篮可进入十二指肠，肝总管有狭窄表现，炎性狭窄可能性大，术中放置 T 管支撑并引流。并取肝总管组织一枚，送病理学检查。术后病理学检查提示（图7-5）：镜下为纤维脂肪组织，局部见胆管组织伴急慢性炎性细胞浸润，未见肿瘤细胞。

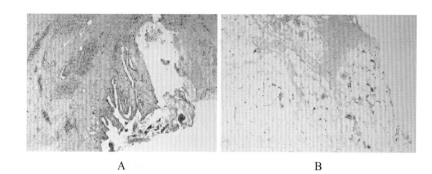

A   B

图7-5 肝门部狭窄处胆管活检组织病理学检查提示炎性浸润

术后予以抗感染、保肝利胆等对症治疗，T管引流通畅，引流胆汁300~500ml/d。术后总胆红素和直接胆红素水平分别逐渐下降至87.5μmol/L和57.3μmol/L，于2019年2月28日出院回家调理，口服保肝、利胆药物，继续留置T管支撑胆道，2019年4月9日复诊肝功能恢复正常。

▎ 指南节选及推荐 ▎

节选自急性胆道系统感染的诊断和治疗指南（2011版）和东京指南2018版（TG18）、欧洲胃肠内镜学会指南（2018年更新版）。

1. 急性胆管炎的诊断标准和严重程度分级——参考急性胆道系统感染的诊断和治疗指南（2011版）和东京指南2018版（TG18）。

（1）诊断标准：本病例中患者出现高热、腹痛、肝功能异常（胆红素、ALT、AST、ALP和γ-GT均显著升高），以及腹部CT可见胆总管结石伴胆管扩张，提示急性胆管炎。

（2）严重程度分级：本例患者除上述符合诊断标准的指标外，

还出现休克、血小板计数 $< 100 \times 10^9/L$，即合并有其他器官/系统的功能不全，符合Ⅲ级（严重）急性胆管炎的分级标准。

2. 急性胆管炎的抗菌治疗、内镜治疗和外科治疗——参考东京指南2018版（TG18）和欧洲胃肠内镜学会指南（2018年更新版）。

（1）抗菌治疗：本例患者入院时暂未获得病原学证据，根据东京指南指出属于革兰氏阴性菌的大肠埃希菌和肺炎克雷伯菌是急性胆道感染的主要致病菌，且我国的指南也指出我国的胆道感染的致病菌中，革兰氏阴性菌约占2/3。该病例严重程度分级为Ⅲ级，因此选择碳青霉烯类药物抗感染，并积极尽早获得病原学证据以调整治疗方案。

（2）内镜治疗：Ⅲ级（严重）急性胆管炎处理积极的抗菌药物治疗以外，且需要器官功能支持和紧急胆汁引流。本病例患者在抗休克、抗感染治疗后，积极进行了内镜引流治疗，尽管取出胆总管结石失败，但暂时解除了胆道梗阻，为后期的进一步治疗奠定了基础。

（3）外科治疗：本例患者入院后予以了积极的抗感染、内镜引流等对症治疗，但内镜下无法取出胆道结石和无法明确胆总管中段的梗阻原因，经保守治疗后肝功能恢复也进入平台期。此时，患者的一般情况和营养状况得到恢复，因此外科手术的介入旨在去除结石、解除梗阻，并明确胆道狭窄的病因，从而达到对因治疗的目的。

病例总结

1. 急性胆管炎的治疗优先考虑胆道感染的严重程度分级，根据不同的感染分级采用不同的治疗策略。

2. Ⅲ级（严重）急性胆管炎除了积极的器官支持治疗、抗菌药物治疗以外，应根据胆道梗阻的病因选用内镜、经皮穿刺或者手术治疗等手段紧急胆汁引流。

3. 胆道梗阻的对因治疗经内镜治疗失败后，在控制感染和营养改善的情况下，可采用外科手术解除病因并获得病理学证据。

 析 评

Ⅲ级（严重）急性胆管炎，即急性梗阻性化脓性胆管炎（acute obstructive suppurative cholangitis，AOSC）是轻中度急性胆管炎未及时解除胆道梗阻，胆管内细菌引起的感染没有得到控制，疾病进展危及其他重要器官或系统功能不全的胆道感染。一旦出现其他器官或系统功能不全，应立即进行器官功能支持和有效控制感染的对症治疗，更重要的是紧急胆汁引流，待病情平稳后再进行解除胆道梗阻的对因治疗。

该患者诊治流程总体而言符合规范、治疗手段及时有效，治疗效果也令人满意。

在诊疗过程中有以下值得思考：①随着内镜技术的进步，为疏通胆道梗阻提供了风险更小的手段，给对因治疗的术前准备提供了条件。但是该治疗手段也受制于各医疗单位的技术水平，尤其是基层医疗单位可能不具备急诊 ERCP 的条件。②"指南源于实践，实践依据指南"。该病例在第一阶段的治疗依据指南推荐紧急胆汁引流和经验性抗生素抗感染治疗，取得了良好的疗效。同时，在治疗的第二阶段，在一般情况和营养状况改善后，通过外科手段去除胆道梗阻和探查胆道狭窄的病因，最终取得了完全康复。③多学科协作诊疗的重要性。该病例在诊疗过程中，重症医学科、消化内科和肝胆外科紧密合作，为患者提供了适合于病情发展的某一阶段的最优诊疗方案。

（李民　万赤丹）

点评

胆管结石或者胆道蛔虫等所致的急性梗阻性化脓性胆管炎（AOSC）是一种危及生命的疾病，其治疗的原则主要包括对出现功能不全的脏器进行积极且综合的内科治疗、紧急进行胆道引流以及合理的抗菌药物治疗等。目前解除胆道梗阻并引流的方法主要有经内镜鼻胆管引流术（ENBD）、胆管支架内引流术（EBS）、经皮经肝胆管引流（PTBD）、胆总管切开减压＋T管引流等，推荐使用内镜下的胆管引流（ENBD或EBS）。选择抗菌药物时，由于在重症胆管炎的患者中多重细菌感染和耐药菌感染的可能性大，在未获得细菌学证据前首选广谱抗生素，注意兼顾厌氧菌、铜绿假单胞菌及肠球菌等，同时行细菌学检查，根据细菌培养结果及时调整抗生素的使用，细菌培养的标本首选胆汁或者胆管组织。

本例患者转入后首先得到了恰当的呼吸/循环支持，维持了生命体征；并急诊内镜治疗促进胆汁引流，降低胆管内的压力，减少细菌入血；同时给予了经验性的抗感染治疗，让患者症状迅速改善，最终通过外科手术去除胆道梗阻，患者完全康复出院。总体而言该患者诊治流程符合规范、及时、有效，体现了MDT团队的力量，取得了良好的治疗效果。建议在患者行消化内镜治疗时将胆汁做进一步的细菌培养；长时间应用抗生素还需注意二重感染；考虑患者有胆道狭窄且CA199显著升高，可将获得的胆汁行细胞学检查及胆管壁组织活检，并补充相关术前检查，如MRCP、腹部CTA等，动态监测CA199的水平，评估胆管狭窄的性质；胆道结石是胰腺炎的重要诱因，治疗过程应监测血、尿淀粉酶的情况。

（洪德飞　王坚　曾永毅）

┃ 参考文献 ┃

[1] 陈孝平，汪建平，赵继宗. 外科学 [M]. 9 版. 北京：人民卫生出版社，2018.

[2] 中华医学会外科学分会胆道外科学组. 急性胆道系统感染的诊断和治疗指南（2011 版）[J]. 中华消化外科杂志，2011，10（1）：9-13.

[3] Kiriyama S, Kozaka K, Takada T, et al. Tokyo Guidelines 2018: diagnostic criteria and severity grading of acute cholangitis (with videos)[J]. J Hepatobiliary Pancreat Sci, 2018, 25: 17-30.

[4] Miura F, Okamoto K, Takada T, et al. Tokyo Guidelines 2018: initial management of acute biliary infection and flowchart for acute cholangitis[J]. J Hepatobiliary Pancreat Sci, 2018, 25: 31-40.

[5] Gomi H, Solomkin JS, Schlossberg D, et al. Tokyo Guidelines 2018: antimicrobial therapy for acute cholangitis and cholecystitis[J]. J Hepatobiliary Pancreat Sci, 2018, 25: 3-16.

[6] 中华医学会外科学分会胆道外科学组，中国研究型医院学会加速康复外科专业委员会，中华外科杂志编辑部. 胆道外科抗菌药物规范化应用专家共识（2019 版）[J]. 中华外科杂志，2019，57（7）：481-487.

[7] Dumonceau JM, Tringali A, Ioannis S, et al. Endoscopic biliary stenting: indications, choice of stents, and results: European Society of Gastrointestinal Endoscopy (ESGE) Clinical Guideline - Updated October 2017[J]. Endoscopy, 2018, 50: 910-930.

[8] 李家速，刘枫，李兆申. 2018 年欧洲胃肠内镜学会指南更新：内镜下胆管支架置入的指征、支架选择和疗效摘译 [J]. 临床肝胆病杂志，2018，34（11）：2311-2315.

[9] 杨佳华，李炜，司仙科，等. 急性胆管炎合并胆总管结石高龄患者行急诊 ERCP 治疗的安全性及有效性 [J]. 肝胆胰外科杂志，2017，29（4）：289-292.

[10] 于剑锋，郝建宇，吴东方，等. 经内镜胆道内支架放置术和鼻胆管引流术治疗各级急性胆管炎的效果比较 [J]. 中华消化内镜杂志，2019，36（3）：169-175.

> 病例 8

肝胆管结石合并胆管炎行经皮肝穿刺胆道镜取石术并发胸腔感染病例

病例介绍

患者，男，44 岁。

1. 患者胆道结石术后，因"胆道结石伴胆管炎复发"入院。

2. **主诉** 胆道结石术后 6 年余，发热、腹痛 1 个月。

3. **现病史** 6 年前患者因"胆囊结石及胆总管结石"行"胆囊切除＋胆总管探查 T 管引流术"，术中发现肝内胆管结石（术中肝内胆管结石取石情况不详）；患者 6 年来偶有发热伴上腹痛，予抗感染等对症支持治疗后可好转；1 个月来患者再发右上腹疼痛伴发热，最高体温：39.3℃，使用抗生素治疗后好转。

4. **查体** T 37.3℃，P 81 次 /min，R 16 次 /min，BP 114/73mmHg，神清，皮肤巩膜无黄染、腹平软，无压痛及反跳痛，无肌紧张，右上腹陈旧性手术瘢痕，其余未见明显阳性体征。

5. **实验室检查** 血常规：CRP 78mg/L，WBC 13.9×10⁹/L，NE 89%，Hb 119g/L，PLT 226×10⁹/L；肝肾功能：ALT 97.0U/L（↑），AST 68.8U/L（↑），TBIL 10.7μmol/L，DBIL 4.1μmol/L，ALB 36.2mg/L。甲胎蛋白（AFP）8.2ng/ml，癌胚抗原（CEA）3.94ng/ml，CA199 25.93U/ml，肝功能 Child-Pugh 评分 5 分，分级 A 级，吲哚菁绿（ICG）15min 滞留率＜10%。

6. **上腹部 CT 及 MRCP** 肝右叶胆管结石伴远端胆管扩张，胆总管上段及下段结石（图 8-1、图 8-2）。

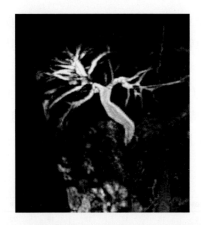

图 8-1　MRCP：肝右叶胆管结石，胆总管结石

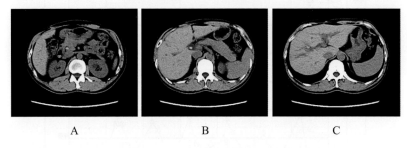

图 8-2　上腹部 CT：肝右叶胆管结石及胆总管结石

7. 诊断

（1）肝内胆管结石（S8）（分型：胆管炎型）。

（2）胆总管结石。

8. 治疗过程

（1）入院第 1 天：控制胆道感染，抗生素（头孢地嗪钠 2g 静脉滴注 每 12 小时一次）、完善术前评估及准备。

（2）入院第 5 天，患者胆道感染控制后，行一期经皮经肝胆道造瘘胆道镜取石术（percutaneous transhepatic cholangioscopic lithotripsy with one-step biliary fistulation, PTCSL-OBF），手术经过：

Ⅰ期超声引导下经皮肝穿刺胆道造瘘，使用硬质胆道镜取尽S8段胆管结石及胆总管结石，并置入14F猪尾巴管引流。

（3）术后治疗

1）抗生素（头孢哌酮舒巴坦3g 静脉滴注 每12小时一次）。

2）营养支持（葡萄糖、高BCAA含量的氨基酸）。

（4）术后1周后出现反复发热：体温及血常规情况（图8-3、图8-4）。

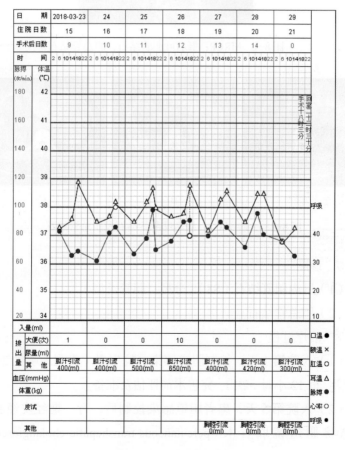

图8-3　患者体温情况

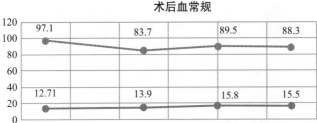

图8-4 患者血常规情况

进一步排查患者发热原因：

1）胸腹部增强 CT：双侧胸腔积液伴两肺膨胀不全，右侧为著。经皮胆道镜碎石取石术后改变，胆管外引流管在位（图8-5）。

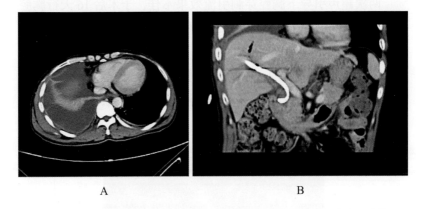

A   B

图8-5 腹部 CT：胆管外引流管在位；胸部 CT：右侧大量胸腔积液伴右肺不张

2）T 管造影：肝内外胆管未见明显充盈缺损，胆总管下段通畅（图8-6）。

3）胸部超声提示：右侧大量胸腔积液，包裹性积液伴分隔。

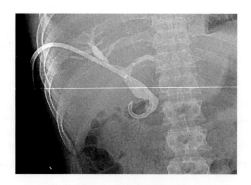

图8-6　T管造影

（5）患者术后发热考虑右侧大量胸腔积液所致，遂分别于术后
12天及14天，两次行超声引导下右侧胸腔穿刺置管引流术，引流
出淡褐色清亮液体，考虑含少许胆汁及陈旧性血液。

两次超声引导下胸腔穿刺引流效果不佳，于术后16天行胸腔
镜胸腔引流术：右侧胸腔大量纤维素样渗出、多分隔的浓稠的淡黄
色胶冻样积液或混有淡红血性液体，肺与胸壁间粘连，肺表面覆
盖包裹纤维膜（图8-7）。手术清理剥除纤维膜和积液、分离粘连，
大量稀碘伏水及生理盐水、奥硝唑冲洗胸腔。置胸管3根从切口处
及取腋后线第9肋间引出胸壁。

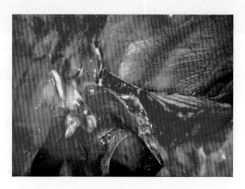

图8-7　胸腔镜手术探查

术后胸腔引流液培养回报：铜绿假单胞菌，敏感药物：亚胺培南、美洛培南、阿米卡星、环丙沙星、左氧氟沙星。血培养：阴性。

（6）目前诊断

1）右侧胸腔感染。

2）经皮肝穿刺胆道引流术后。

（7）右侧胸腔感染考虑胆汁污染右侧胸腔所致，针对右侧胸腔感染治疗

1）保证右侧胸腔引流通畅，定期右侧胸腔冲洗。

2）针对胆汁培养中铜绿假单胞菌治疗，根据胆汁培养药敏，升级抗生素使用亚胺培南 1.0g 静脉滴注 每 8 小时一次联合莫西沙星 400mg 静脉滴注 每日一次抗感染治疗。

（8）治疗后评估

1）血常规基本恢复正常（图 8-8）。

2）胸部 CT：右侧胸腔积液，较前明显好转；右侧少许感染（图 8-9）。

3）复查 MRCP 肝内胆管无结石残留（图 8-10）。

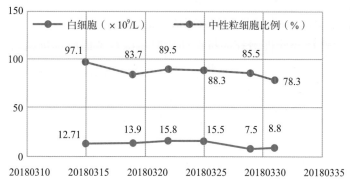

图 8-8　术后血常规情况

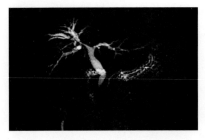
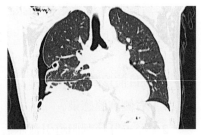

图 8-9　术后 MRCP　　　　　图 8-10　术后胸部 CT

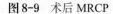

指南节选及推荐

节选自急性胆道系统感染的诊断和治疗指南（2011 版）、东京指南 2018 版（TG18）。

急性胆管炎的抗菌治疗。

所有怀疑急性胆管炎的患者应立即使用抗菌药物，进行胆汁培养和血液培养。社区获得性与院内获得性急性胆管炎的致病菌不同。前者的致病菌多为肠道需氧菌，如大肠埃希菌、克雷伯菌属、肠球菌。后者的致病菌则为各种耐药菌，如甲氧西林耐药的金黄色葡萄球菌、万古霉素耐药的肠球菌以及铜绿假单胞菌。胆汁细菌培养若为阳性，提示急性胆管炎病情严重、预后不佳。

在选择经验性治疗的抗菌药物时需综合考虑所选抗菌药物抗菌谱、急性胆管炎的严重程度、有无肝肾疾病、患者近期（1 年内）使用抗菌药物史、当地致病菌及其耐药情况、抗菌药物在胆汁中的浓度。在明确致病菌后，应根据药敏试验结果选择合适的抗菌药物进行目标治疗，避免出现双重感染或细菌耐药而导致治疗失败。

轻度急性胆管炎常由单一的肠道致病菌，如大肠埃希菌感染所致，应使用单一抗菌药物治疗。首选第一代或二代头孢菌素（如头孢替安等）或氟喹诺酮类药物（如莫西沙星等）。由于目前肠道细菌普遍产生 β- 内酰胺酶，对青霉素类和头孢唑林耐药，推荐使用 β- 内酰胺类 / β- 内酰胺酶抑制剂复合制剂，如哌拉西林他唑巴坦、头孢哌酮 / 舒巴坦、氨苄西林舒巴坦等。抗菌药物治疗 2 ~ 3 天后可停药。

中度、重度急性胆管炎常为多重耐药菌感染，首选含 β- 内酰胺酶抑制剂的复合制剂、第三代和四代头孢菌素、单环类药物，应静脉用药。如果首选药物无效，可改用碳青霉烯类药物，如美罗培南 1.0 ~ 3.0g/d。亚胺培南 / 西司他丁 1.5 ~ 3.0g/d。如果怀疑铜绿假单胞菌感染，推荐使用头孢哌酮 / 舒巴坦、哌拉西林他唑巴坦。中度、重度急性胆管炎抗菌治疗应至少持续 5 ~ 7 天，之后根据症状、体征以及体温、白细胞、C 反应蛋白来确定停药时间。需要强调的是，不适当地使用或过度使用第三代和四代头孢菌素以及碳青霉烯类药物可导致耐药菌株出现。

▎病例总结 ▎

1. 在肝胆管结石围手术期治疗中，术前应充分评估并控制胆道感染，必要时先穿刺引流。

2. 经皮肝胆道镜取石术术后并发胸腔感染非常少见，形成原因考虑在手术胆管穿刺过程中为精确穿刺至目标胆管，穿刺路径经过胸腔，使得少许胆汁经窦道至胸腔导致形成感染。

3. Ⅰ 期经皮肝穿刺胆道镜取石术中，Ⅰ 期穿刺扩张的胆管窦道，并非十分牢固，在手术过程中，伴有胆汁的冲洗液经过窦道可能外渗至腹腔及胸腔，所以在术后短期内应尽早使用超声或 CT 等影像学检查排除有无胸腔及腹腔积液，早期穿刺置管，充分引流，防止后期出现脓肿分隔。

4. 经皮肝胆道镜取石术后出现的腹腔及胸腔感染，治疗上应尽早将胆汁培养，依据胆汁培养结果及药敏试验选择合适敏感的抗生素。

析评

经皮经肝穿刺胆道镜取石术（percutaneous transhepatic cholangioscopic lithotripsy，PTCSL）始于 20 世纪 70 年代的日本，是治疗肝胆管结石病的重要微创方法。与开腹手术和腹腔镜手术比较，PTCSL 具有创伤小、出血量少、并发症少、便于重复施行等优势。因此，该技术尤其适用于多次胆道手术后的复杂胆道结石及常规内镜方法取石困难的患者。传统的 PTCSL 取石需要多次扩张窦道，取石周期长，且容易引起出血、胆汁漏及胆道感染等并发症。因此，目前我中心使用一期经皮经肝胆道造瘘胆道镜取石术（percutaneous transhepatic cholangioscopic lithotripsy with one-step biliary fistulation，PTCSL-OBF）治疗肝胆管结石。

PTCSL 术后胸腔积液、腹腔积液通常易于发现和处理，与胆汁渗漏或取石过程中冲洗液流入有关；所以 PTCSL 术后胸腔及腹腔感染往往与胆道感染菌群一致。PTCSL 围手术期发生感染甚至于感染性休克与胆道压力过高、手术时间过长、隐匿的细菌入血有关，通常表现为术中发热、低血压。术中发生感染性休克应立即终止手术，予以放置引流管、抗感染、抗休克等对症治疗。感染性休克的预防措施包括：①胆管炎急性期禁行 PTCSL。②使用带负压吸引功能的"Y"形鞘管，可避免胆道压力过高。③控制取石时间 ≤ 3 小时。

本例患者出现胸腔感染后多次胸腔穿刺治疗效果欠佳，后行胸腔镜胸腔引流术后治愈，所以在 PTCSL 围手术期仍应当注意：①术前如有胆管炎的患者，术前需积极抗感染治疗，感染较重的患者保守治疗无效的，先引流，感染控制后考虑取石。②严格控制手术时间及胆管冲洗压力。③术后常规胆汁培养；抗感染治疗需依据培养结果，无培养情况下经验性使用三代头孢类，严重者可考虑联合喹诺酮类，甚至升级至碳青霉烯类，同时需防治二重感染。④术后常规复查胸部超声，如有胸腔积液，及早穿刺引流。

（李相成　姚爱华　吴琛）

　　复杂肝胆管结石是肝胆管结石的一大难题，遵循"去除病灶、取尽结石、矫正狭窄、通畅引流、防治复发"的20字方针，外科治疗方法主要包括胆管切开取石术、肝部分切除术、肝门部胆管狭窄修复重建术和肝移植术。随着微创技术的发展，一期经皮经肝胆管造瘘胆道镜取石术也逐渐运用于临床，它克服了腹腔粘连以及再次手术解剖肝门部而发生的并发症，尤其适用于胆管残留结石的再手术、既往有胆道手术史的复杂肝内外胆管结石、合并门静脉高压及门静脉海绵样变患者的治疗。超声引导下的目标胆管的选择，穿刺入路的规划是一期经皮经肝胆管造瘘胆道镜取石术的实施环节，也是手术安全的技术保障，因此穿刺前应通过CT/MRI等影像资料，将肝实质、肝内外胆管结石、肝内血管进行数字三维重建，预先制订手术方案，设计规划穿刺入路和通道。

　　该肝胆管结石的患者做了一期经皮经肝胆管造瘘胆道镜取石术后出现胸腔感染，考虑在胆管穿刺过程中为到达目标胆管，穿刺路径经过胸腔所致，做了胸腔镜胸腔引流术以及抗感染治疗以后，患者最终的结局还是比较好的。从这个患者的诊治过程可以总结一些经验，首先治疗理念上一期经皮经肝胆管造瘘胆道镜取石术未完全解决胆道狭窄的问题，有可能会增加后期结石复发以及胆管恶变的概率；其次为预防肝胆管结石患者术后胸、腹腔及切口感染等，尽量不在胆管炎急性期或感染未完全控制时行手术治疗；术前详细的术前规划显得尤为重要；控制感染仍需强调感染病灶通畅引流，并积极行各类标本的细菌培养，根据药敏结果合理使用抗生素，包括必要的影像学检查等。

（洪德飞　王健东　曾永毅）

参考文献

[1] Takada TSS, Nakamura K. Percutaneous Transhepatic Cholangioscopy as a New Approach to the Diagnosis of Biliary Disease [J]. Gastroenterol Endosc, 1974, 16: 106-111.

[2] 马信奎，刘勇，张伟. 经皮经肝胆道镜硬镜碎石术治疗肝内胆管结石患者临床疗效研究 [J]. 实用肝脏病杂志，2019，22（4）：593-596.

[3] 张建，李晓辉，卢智略，等. 经皮肝胆道造瘘硬性胆道镜一步法碎石取石与传统腹腔镜治疗肝内胆管结石疗效比较 [J]. 海南医学，2016，27（21）：3496-3498.

[4] 王平，陈小伍，叶琛，等. 经皮胆道硬镜在治疗肝胆管结石近期、远期疗效的研究 [J]. 实用医学杂志，2014，30（22）：3579-3582.

[5] Choi JH, Lee SK. Percutaneous transhepatic cholangioscopy: does its role still exist?[J]. Clin Endosc, 2013, 46(5): 529-536.

[6] Jeng KS, Sheen IS, Yang FS. The benefits of a second transhepatic route in failed percutaneous management of difficult intrahepatic biliary strictures with recurrent hepatolithiasis[J]. Surg Laparosc Endosc Percutan Tech, 2001, 11(3): 170-175.

[7] Kim JH, Lee SK, Kim MH, et al. Percutaneous transhepatic

cholangioscopic treatment of patients with benign bilio-enteric anastomotic strictures[J]. Gastrointest Endosc, 2003, 58(5): 733-738.

[8] Cannavale A, Bezzi M, Cereatti F, et al. Combined radiological-endoscopic management of difficult bile duct stones: 18-year single center experience[J]. Therap Adv Gastroenterol, 2015, 8(6): 340-351.

[9] Lee JH, Kim HW, Kang DH, et al. Usefulness of percutaneous transhepatic cholangioscopic lithotomy for removal of difficult common bile duct stones[J]. Clin Endosc, 2013, 46(1): 65-70.

[10] Trikudanathan G, Singh D, Shrestha P, et al. Percutaneous transhepatic cholangioscopy with intraductal electrohydraulic lithotripsy for management of choledocholithiasis in an inaccessible papilla[J]. VideoGIE, 2017, 2(6): 152-154.

[11] 张宇华. 急性胆道感染《东京指南（2018）》拔萃 [J]. 中国实用外科杂志，2018, 38（7）: 767-774.

[12] 吴琛，游伟，张龙，等. Ⅰ期经皮经肝胆道造瘘胆道镜取石术治疗肝胆管结石病的临床疗效 [J]. 中华消化外科杂志，2020, 19（8）: 843-848.

[13] 朱灿华，王平，孙北望，等. 超声引导经皮肝Ⅰ期胆道造瘘联合硬质胆道镜治疗复杂肝胆管结石 [J]. 中华肝胆外科杂志，2020, 26（2）: 103-107.

[14] 中华医学会外科学分会胆道外科学组. 急性胆道系统感染的诊断和治疗指南（2011 版）[J]. 中华消化外科杂志，2011, 10（1）: 9-13.

肝胆管结石术后胆漏合并腹腔感染病例

| 病例介绍 |

患者，男，56 岁。

1. **主诉** 反复中上腹疼痛 2 年，加重 1 周。

2. **现病史** 2 年前无明显诱因出现中上腹疼痛，疼痛呈阵发性胀痛，每次持续数分钟至数十分钟不等，伴畏寒、发热（最高体温不详），在当地医院按"上呼吸道感染"治疗后症状好转。此后上述症状反复出现多次，每次按呼吸道感染治疗（具体用药不详）后均能好转。

1 周前上述症状再次发作，疼痛较以前明显加重，并伴持续发热。在当地医院行腹部 MR 检查提示：肝门区胆管扩张，肝右叶肝内胆管多发结石，胆囊未见显示。行腹部 CT 检查提示：右肝管及肝总管多发结石，肝内胆管扩张、积气，肝右叶形态不规则，肝门区紊乱，胆囊未见显示，右肾小囊肿，左肾结石。在当地医院给予对症治疗后症状缓解，到我院就诊时已无明显症状。

3. **既往史** 21 岁时曾患"黄疸型肝炎"，2001 年曾诊断为"结石性胆囊炎"。

4. **阳性辅助检查结果**

肝功能：TBIL 38.3μmol/L，DBIL 17.4μmol/L，ALT 126.0U/L，ALP 344.9U/L，γ–GGT 2 462.2U/L。

血清肿瘤标志物：CA199 126.13U/ml。

上腹部增强 CT：肝右叶萎缩，肝总管及右肝胆管结石并胆管扩张积气，左侧肾盂结石（图9-1）。

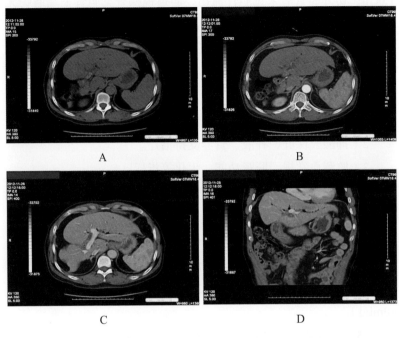

图9-1　术前CT检查

5. 诊断　急性化脓性胆管炎、肝总管及右肝胆管结石并胆管扩张积气、右肝萎缩、萎缩性胆囊炎、左侧肾盂结石。

6. 治疗过程

（1）入院初始治疗方案

1）完善术前检查、做好术前准备。

2）择期手术治疗（因入院时患者已无明显症状，故术前未进行特殊治疗）。

（2）入院后第6天行右半肝切除、胆囊切除、胆管探查、肝门部胆管整形、胆肠吻合、T管引流术。

手术探查情况：右肝明显萎缩、左肝及尾状叶增大；肝门结构

不清，肝十二指肠韧带向右侧转位，胆囊明显萎缩，胆总管直径约
1.0cm；切开胆管后未见胆汁流出，胆道镜探查见胆管下端通畅无
结石；向上剖开肝总管及左肝管后见左右肝管交汇处有明显狭窄，
胆道镜通过狭窄环后可见多枚结石，左肝内胆管黏膜充血、水肿并
有脓性胆汁流出。

（3）术后治疗

1）抗感染：三代头孢菌素（注射用头孢匹胺 1g 每日两次）。

2）抑酸、保肝、补液、营养支持治疗。

3）监测血常规、肝肾功能、生化等指标。

4）严密观察病情变化（生命体征、症状、引流等情况）。

（4）术后 1~4 天病情

生命体征：心率持续 100 次 /min 以上，血压、氧饱和度正常。

腹腔引流：第 1 天引流量 50ml，呈淡红色，此后逐渐减少。

T 管引流：前 3 天引流量约 200ml/d，第 4 天开始减少（60~
80ml/d）。

（5）术后第 5 天病情

肛门排气。

切口疼痛加重，并出现脓性分泌物（送细菌培养检查）。

发热，T 38.3℃。

（6）术后第 6 天病情

切口疼痛明显加重，仍有脓性分泌物流出。

腹腔引流仍无明显液体引出。

T 管引出胆汁 60ml。

15:00 出现下腹部疼痛，逐渐加重至全腹疼痛，并出现腹膜炎
体征。

床旁腹部超声提示左侧腹腔少许积液，穿刺抽出 10ml 浑浊液
体（送细菌培养检查）。

处置：急诊剖腹探查、腹腔冲洗引流。

（7）术后主要实验室检查指标变化情况（图 9-2 ~ 图 9-5）。

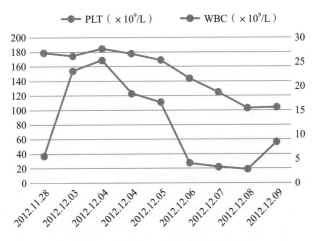

图9-2 术后 1 ~ 6 天血常规变化情况

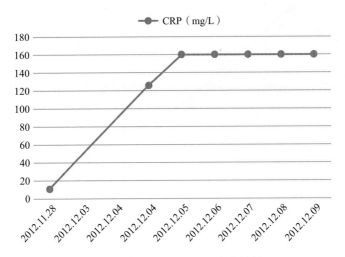

图9-3 术后 1 ~ 6 天 CRP 变化情况

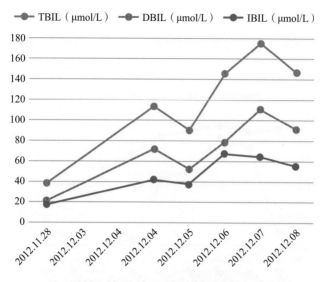

图9-4 术后1~6天胆红素变化情况

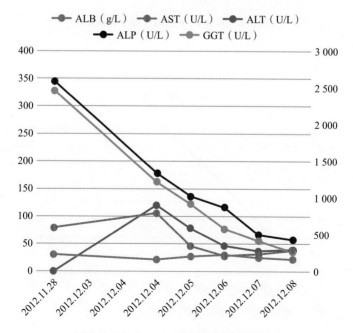

图9-5 术后1~6天肝功酶谱变化情况

（8）第二次手术探查情况：切口下层大部分裂开，脓液来自腹腔；右膈下、肝断面和吻合口附近积脓并少量胆汁样液体；经T管注水后发现液体自肝断面及吻合口附近流出；中下腹腹腔间隙较多浑浊液体、肠壁上可见脓苔。

处置：彻底冲洗腹腔；于左右髂窝、胆肠吻合口及肝断面处各放置单腔引流管及潘氏引流条；切口全层缝合，内置潘氏引流条。

（9）第二次手术后治疗

1）手术当晚转入ICU监护，术后第2天拔出气管插管。

2）加强抗感染，亚胺培南（1g，每日三次），术后第6天根据药敏实验将抗生素改为盐酸莫西沙星（肺炎克雷伯菌）。

3）加强营养支持：肠内、肠外。

4）引流管冲洗、切口换药，切口负压引流。

（10）第二次手术后病情变化情况

1）第2天肛门排气，第7天排便；早期嘱患者饮水、进流食，但术后进食一直较差（持续约3周）。

2）第7天间断呼吸困难、活动后气促。胸部查体无明显阳性体征，复查胸片未见明确肺部感染，考虑与切口疼痛有关，取痰标本做细菌、真菌培养。

3）第13天痰培养结果提示白假丝酵母菌、肺炎克雷伯菌感染，加用氟康唑（0.2g，每日一次）。

4）第15天再次出现发热，最高体温38.5℃，拔出深静脉导管（导管尖细菌培养）；胸片检查提示：右下肺炎症、右侧少量胸腔积液。按呼吸科会诊意见给予头孢哌酮舒巴坦（3g，每日两次）抗感染。

5）第20天因胸腔积液增多行胸腔穿刺引流。

6）第22天痰培养阴性，停用抗生素。

7）第二次术后1个月切口愈合。

8）第二次术后第 43 天出院。

特殊情况：第二次手术后至出院前心率持续在 100～130 次 /min，血压、氧饱和度正常。

9）第二次手术后各引流管引流情况（图 9-6）。

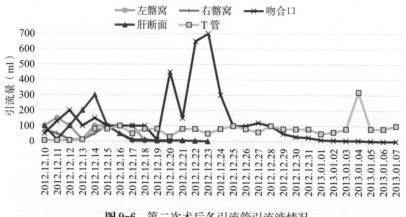

图9-6 第二次术后各引流管引流液情况

髂窝引流液清亮，早期每日 100ml 左右，后逐渐减少，术后第 8、10 天拔除。

胆肠吻合口处引流：开始为脓性，术后 8～9 天变为胆汁样液体，术后第 13、14 天时最多（650、700ml）此后逐渐减少，术后 28 天拔除。

肝断面引流开始每日 100ml 左右脓性液体，后逐渐减少，术后 14 天拔除。

T 管每日引流胆汁 100ml 左右。

切口潘氏引流有少量胆汁样液体引出，每日数毫升至数十毫升不等。

术后第 10 天复查腹部 CT 提示，腹腔内无明显积液，住院期间多次复查床旁超声，腹腔内未见明显积液（图 9-7）。

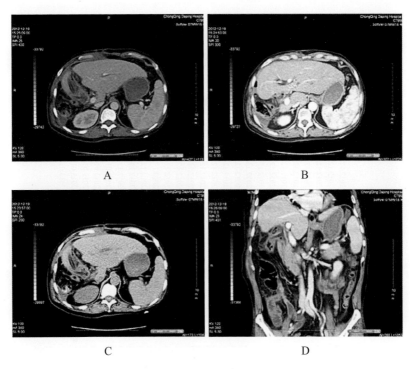

图 9-7 术后复查腹部 CT 情况

10）第二次手术后主要实验室检查情况

血常规：白细胞术后逐渐升高，术后第 4 天最高（12.3×10⁹/L），此后逐渐降至正常；血红蛋白术后半个月内一直在 80g/L 左右，此后逐渐上升（图 9-8）；C 反应蛋白随病情波动，但总体呈逐渐下降趋势（图 9-9）。

肝功能：白蛋白于术后 1 周达到 30g/L，转氨酶轻度升高，胆红素反复波动，术后第 4 天最高（204.6μmol/L），与患者感染症状出现时间密切相关，与 CRP 变化规律相似（图 9-10、图 9-11）。

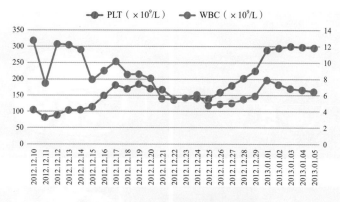

图9-8 第二次术后血常规变化情况

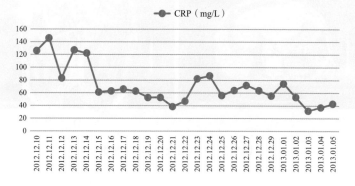

图9-9 第二次术后 CRP 变化情况

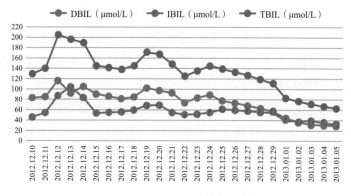

图9-10 第二次术后胆红素变化情况

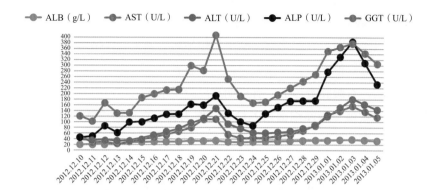

图 9-11 第二次术后肝功酶谱变化情况

┃ 指南节选及推荐 ┃

节选自《肝胆管结石病诊断治疗指南》，中国腹腔感染诊治指南（2019 版）。

1. 肝胆管结石病的诊断、分型及治疗原则

（1）诊断：本病中患者临床表现以腹痛、畏寒发热为主，实验室检查提示胆红素、肝功酶谱升高。影像学检查提示右肝管及肝总管多发结石，符合临床表现中的胆管炎型。

（2）分型：根据术前 CT、MRCP 检查并结合术前检查结果，该患者结石分型属于 I 型（区域型），结石主要分布于肝脏右叶，并伴有肝右叶萎缩。虽然该患者左肝管内无结石，但有右侧病变累及左肝管开口，导致其狭窄。

（3）治疗：肝胆管结石的治疗主要靠外科手术，原则是去除病灶，取尽结石，矫正狭窄，通畅引流，防治复发。根据该原则及指南推荐的手术方式，该患者采取了右半肝切除术，切除病变肝段，同时诊断左胆管狭窄采取胆管整形、空肠 Roux-en-Y 吻合术。

2. 腹腔感染的诊断及治疗

（1）诊断：腹腔感染诊断主要包括病史采集、体格检查、实验室检查、影像学检查及腹腔穿刺。该患者术后腹痛加重，有全身感染症状，有腹膜炎体征，有近期高风险手术史，超声引导下在腹腔穿刺出脓液（后经细菌培养检查证实为肺炎克雷伯菌感染），诊断明确。

（2）治疗：控制感染源是腹腔感染治疗中至关重要的环节，也是治疗成败的关键环节。控制感染源包括充分引流腹腔内及腹膜后积聚的感染性液体（渗液或脓液），清除坏死的感染组织。根据这一原则对该患者在明确腹腔感染后，立即行腹腔冲洗引流术，及时控制感染源。

（3）微生物检查：根据指南推荐应常规取腹腔内标本行需氧菌和厌氧菌培养，该患者也在明确诊断第一时间将标本送检。

（4）抗菌药物选择：对于感染较重患者，指南推荐经验性抗感染治疗的单一用药选用亚胺培南-西司他丁、美罗培南等碳青霉烯类药物或哌拉西林-他唑巴坦等，并可在药敏结果指导下行降阶梯治疗。该病例在腹腔冲洗引流术后开始使用亚胺培南，药敏结果回报后改为盐酸莫西沙星。

| 病例总结 |

结石的治疗应以外科治疗为主，应根据《肝胆管结石病诊断治疗指南》推荐的治疗原则，结合患者分型，选取恰当的手术方式。

肝胆管结石的手术时机要恰当。胆管炎发作期间不宜进行彻底性的手术，该患者虽然在入院时无任何症状，但其最近一次胆管炎发作距手术时间不足半个月，可能是导致其术后出现胆漏及腹腔感染的重要原因。有学者建议胆管炎患者应在感染充分控制后再行彻

底性手术（腹痛消失、黄疸消退、体温及白细胞正常、肝功能恢复
到急性期前水平1个月以上）。

胆漏合并感染应及时发现、尽早引流。

抗生素要合理使用。

治疗过程中要注意一些细节的观察和处理：

1. 应重视营养支持　该患者第一次术后血清白蛋白处于较低
水平，可能是术后出现胆漏和感染的原因之一。

2. 对于复杂手术、高危手术，应重视引流管管理，该患者第
一次手术后腹腔引流管并未发挥理想的作用，也可能是出现术后感
染的原因。

3. 要重视术中使用胆道镜和术后感染的关系，根据我中心的
经验，胆管结石手术后发生切口或腹腔感染的患者多有术中长时间
使用胆道镜的情况。术中长时间使用胆道镜取石，易将胆管内细菌
随冲洗水带至腹腔其他部位，术中应尽量做好保护措施。

4. 重视一些实验室检查指标的观察。该患者较为特殊的是，
该患者肝功能检测时的转氨酶水平并不高，而胆红素水平随患者病
情的波动而变化，其变化趋势和CRP类似。因此患者一旦出现胆
红素的波动水平和胆道梗阻情况匹配应考虑是否存在感染等并发
症。有文献报道，胆管术后感染，尤其是革兰氏阴性菌感染后，胆
红素水平恢复较慢。

5. 重视糖皮质激素的合理应用　该患者自出现腹腔感染后至
出院，其心率一直较快（100～130次/min），治疗后期还间断性出
现呼吸困难。在患者感染得到充分控制后，排除血容量不足等原因
后，上述症状仍持续出现。曾分析患者心率快和间断性呼吸困难的
原因可能是全身炎症反应引起的对心肺功能的影响，但住院期间也
对心脏和肺进行过相关检查，除中途明确发生过一次肺部感染外，
其他均无阳性检查结果。后反复对患者诊治过程进行检查分析，发

现患者住院期间两次手术后和多次发热时都曾使用地塞米松。因此考虑患者前期心率快、呼吸困难是因为疾病本身，而后期可能是因为多次使用糖皮质激素，以至于后期停用糖皮质激素后导致皮质醇功能不足而引起心率快、间断呼吸困难。给予小剂量醋酸泼尼松龙诊断性治疗后，上述症状能明显缓解，这点支持上述推测。

（析评）

外科手术是治疗肝胆管结石的主要手段，《肝胆管结石病诊断治疗指南》推荐的治疗原则是治疗该疾病的基本准则。复杂肝胆管结石患者的手术，是术后感染发生概率相对较高的手术，尤其是在术中长时间使用胆道镜的情况下，应加强相应的防范措施。

该患者诊治流程总体而言符合规范，措施得当，治疗效果也令人满意。

其过程中有两个节点值得探讨：①该患者第一次手术时机是否恰当，是否需要患者胆管炎症状缓解1个月以上再行确定性手术，这一点需要探讨。②该患者术后长期出现心率快和间断性呼吸困难，是感染导致的全身炎症反应综合征的并发症，还是糖皮质激素使用过多导致的皮质醇功能不足，尚需进一步研究。

（刘孟刚　袁涛）

（点评）

肝胆管结石成因复杂，临床表现多变，常引起严重的并发症，是我国良性胆管疾病患者死亡的重要原因。目前临床上在遵循黄志强院士提出的"去除病灶、取尽结石、矫正狭窄、通畅引流、防治复发"的20字方针指导下，追求合理的个体化治疗是当前肝胆管结石的治疗目标，手术方法主要有胆管切开取石术、肝部分切除术、肝门部胆管狭窄修复重建术和肝移植术，治疗的方式主要需考虑肝胆管结石的位置、有无胆管狭窄、有无肝内胆管细胞癌、评估肝叶萎缩及必要的肝切除范围及有无胆道手术史等。在精准外科观念的指导下充分的术前评估和准备以及精准的术中、术后处理是手术取得良好效果的关键。

　　该肝胆管结石的患者做了病灶的切除及狭窄的切除重建，做到了"去除病灶、取尽结石、矫正狭窄"，术后主要可能是由于引流不畅（包括T管及腹腔引流管）导致胆漏故发生了腹腔感染，做了二次手术，二次术后及时充分地引流腹腔积液以及抗感染治疗以后，患者最终的结局还是比较好的，获得了痊愈。整个病例的过程，从诊断、各种治疗的措施还是比较规范的，治疗效果是良好的。从这个患者的诊治过程可以获得一些启发，首先肝胆管结石病的肝切除要求以肝段、肝叶为单位行解剖性肝切除，循肝静脉路径进行肝实质离断，并尽可能保持肝静脉回流通畅以减少断面淤血，从而减少断面肝组织坏死导致感染胆漏等；其次应准确把握肝胆管结石患者合并感染后的手术时机，重视患者营养状况的评估，最好要等到感染完全控制后再行手术；在肝胆管手术的过程中及时留取胆汁、胆管组织等行细菌培养，为后续有可能的抗感染治疗提供参考；控制腹腔感染的前提仍然需要通畅引流，手术后应密切关注各引流管的引流情况，出现异常的引流时应积极寻找原因，包括必要的影像学检查等。

（龚伟　王健东　曾永毅）

参考文献

[1] 董家鸿，郑树国，陈平，等. 肝胆管结石诊断治疗指南 [J]. 中华消化外科杂志，2007，6（2）：156-160.

[2] 吴秀文，任建安. 中国腹腔感染诊治指南（2019版）[J]. 中国实用外科杂志，2020，40（1）：1-16.

[3] 蔡文昌，杨诚，倪庆强，等. 胆道术后（不包括胆囊切除术）并发感染的危险因素分析及预防措施 [J]. 肝胆外科杂志，2017，25（1）：18-21.

[4] 周猛. 胆结石合并胆道感染患者胆汁中不同菌属致病菌与术后胆红素恢复的关系分析 [J]. 胃肠病和肝病学杂志，2014，23（3）：335-337.

[5] 中华医学会麻醉学分会. 肾上腺糖皮质激素围手术期应用专家共识 [J]. 临床麻醉学杂志，2017，23（7）：712-716.

[6] 赖佳明，梁力建，李绍强，等. 肝胆管结石手术时机的选择 [J]. 中国实用外科杂志，2003，23（6）：335-337.

复发肝胆管结石致终末期胆病肝移植治疗病例

病例介绍

男性，57 岁，治疗经过分为两个阶段。

1. 第一阶段

（1）主诉：反复上腹痛 30 余年，加重伴发热 15 年。

（2）现病史：30 年前上腹部剧烈绞痛，CT 提示肝胆管结石，解痉、抗感染治疗有效。1～3 年发作一次，予解痉、抗感染有效。15 年前腹痛再发，伴高热，T_{max} 39.5℃，CT 提示肝内外胆管结石，在外院行胆囊切除、胆总管切开取石、胆肠吻合术，术后仍有反复腹痛、寒战、发热。2015 年 4 月出现腹痛、高热（T_{max} 40℃）、感染性休克，在外院复查肝胆管结石复发，行经皮肝穿刺胆管引流术（PTCD）、抗感染治疗。

（3）既往史：慢性乙型病毒性肝炎，规律抗病毒治疗；肺结核，曾口服抗结核药物 1 年；2 型糖尿病，皮下注射胰岛素治疗，血糖控制良好。

（4）查体：体重指数（BMI）：19.03kg/m²；巩膜轻度黄染，有肝掌，无蜘蛛痣，双下肢轻度水肿，腹平软，右肋缘下见一长约 20cm 手术切口瘢痕，愈合良好，腹壁静脉无曲张，未见肠型及逆蠕动波；上腹部轻度压痛，无反跳痛，肝区叩痛阳性；移动性浊音阳性，肠鸣音正常。

（5）实验室检查：血常规：WBC 5.40×10^9/L, Hb 76g/L, PLT 92×10^9/L。生化：ALT 61U/L, AST 64U/L, TBIL 18.0μmol/L, DBIL

14.7μmol/L，ALP 430U/L，GGT 371U/L，总胆汁酸（TBA）9.0μmol/L，ALB 29.1g/L。凝血功能：PT 16.3s，INR 1.12，APTT 41.7s。肿瘤标志物：CA199 77.7U/ml（↑），CA125 113.7U/ml（↑）、AFP/CEA 正常。感染指标：PCT 0.84ng/ml。

（6）辅助检查

上腹部超声：肝硬化声像图，肝内低回声（建议进一步检查），肝内胆管多发结石，肝内胆管扩张，脾肿大，腹腔积液，胰腺未见异常。

上腹部 CT（图 10-1）：①肝硬化、脾大，腹水表现；肝内胆管多发扩张并部分积气、肝内胆管多发结石，门静脉海绵样变性；②胆囊未见显示；③双肾多发小囊肿。

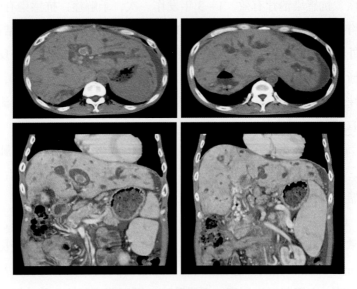

图 10-1 上腹部 CT 检查

PET/CT 检查（图 10-2）：①肝脏未见明显高代谢恶性病变征象；②肝内胆管多发结石伴肝内胆管扩张，部分积气、积液；③肝硬化，脾大，腹水；④右侧肋膈角、肝门部、腹膜后、大网膜及肠系膜多发增大淋巴结，部分代谢轻度增高，考虑为淋巴结反应性增生；⑤大网膜不规则增厚；⑥右肺上叶及下叶多发陈旧性病变，右下肺胸膜增厚、粘连。

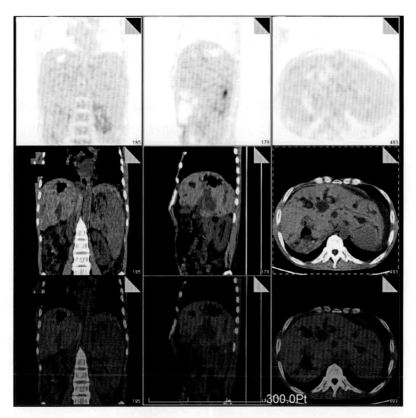

图 10-2　全身 PET/CT 扫描

（7）诊断

1）原发性肝胆管结石病。

2）复发性胆管炎。

3）胆汁性肝硬化［Child–Turcotte–Pugh（CTP）评分 7 分 /B

级；终末期肝病模型（MELD）评分 8 分]。

4）门脉高压症：①脾大伴脾亢；②腹水。

5）门静脉海绵样变性。

6）门静脉血栓。

7）2 型糖尿病。

8）胆囊切除、胆总管切开取石、胆肠吻合术后。

9）经皮肝穿刺胆管引流术后。

（8）治疗措施

1）抗感染治疗：经验性抗感染（胆汁细菌培养阴性），头孢哌酮 / 他唑巴坦钠 2g 每 12 小时一次，奥硝唑 0.5g 每 12 小时一次。

2）对症治疗：间苯三酚、异甘草酸镁、熊去氧胆酸、丁二磺酸腺苷蛋氨酸、人血白蛋白、利尿剂等。

3）经皮经肝 I 期胆管造瘘（percutaneous transhepatic one-step biliary fistulation，PTOBF）取石：2015 年 8 月 10 日、2015 年 9 月 9 日两次行 PTOBF 治疗（图 10-3），术中抽取胆汁送细菌培养均阴性。术后复查肝转氨酶及胆道酶谱（GGT、ALP）较前下降，WBC 和降钙素原（PCT）在正常范围内波动（图 10-4）。

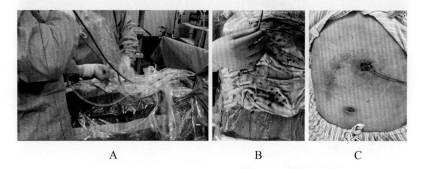

A   B   C

图 10-3   经皮经肝 I 期胆管造瘘（PTOBF）取石

4）此后患者在外院随访治疗 10 个月，2016 年 3 月诊断为"肝

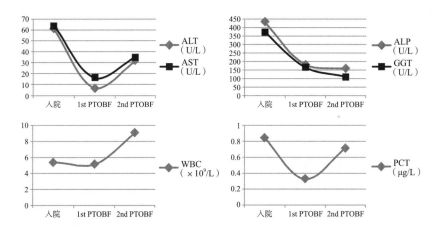

图 10-4　PTOBF 取石后肝功能及感染指标变化

胆管结石伴肝功能衰竭",2016 年 7 月合并上消化道出血,予内镜止血、抑酸、制酶、护肝、补充人血白蛋白、输血等治疗。

2. 第二阶段　2016 年 7 月 27 日因"肝硬化失代偿期"转入我院治疗。

(1)上腹部 CT+ 血管重建

1)经皮经肝胆道镜取石术后复查,肝内多发结石,胆管扩张、积气较前明显加重,脾大较前加重。

2)肝动脉 CTA 未见异常,门静脉系统明显扩张(门静脉海绵样变性),下腔静脉肝内段明显狭窄。

(2)血培养、胆汁培养均阴性。

(3)治疗过程:2016 年 9 月 2 日行全肝切除、原位肝移植术(经典式)。

供体类型:中国 I 类(DBD)。

术前预防抗感染:厄他培南。

热缺血时间:0 分钟(DBD 供体)。

冷缺血时间:8 小时。

手术总时长：11 小时 40 分钟（病肝切除时间 7 小时 16 分钟）。

无肝期：2 小时 10 分钟。

出血量：8000ml。

输血：红细胞 40U、血浆 3500ml、血小板 30U、冷沉淀 40U。

门静脉搭桥端端吻合。

胆肠吻合、留置胆管支架管。

（4）术后早期（第 1～17 天）

术后移植肝功能恢复时间长，2 周肝转氨酶及 WBC 水平恢复正常（图 10-5）。

移植肝超声见移植肝内低回声区（考虑缺血病灶），血管系统未见异常。

预防性抗感染方案：亚胺培南 + 卡泊芬净。

免疫抑制方案：小剂量激素（甲泼尼龙术中 500mg，术后第 1 天 240mg，40mg/d 递减）+ 巴利昔单抗（20mg，术中、第 4 天分别使用 1 剂）+ 吗替麦考酚酯（MMF）（500mg，每日两次）。

第 14～17 天抗菌药物：头孢哌酮 / 他唑巴坦钠、奥硝唑。

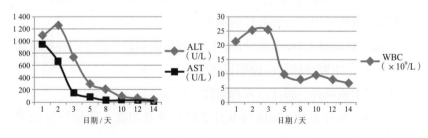

图 10-5　移植术后早期肝转氨酶和 WBC 变化

（5）肝脓肿期（第 18～32 天）

第 18 天出现发热，体温最高 38℃，无寒战。CT 见移植肝左外叶和右后叶包膜下多发片状低密度灶，增强无明显强化，考虑为

肝脓肿并局部胆汁湖形成（图 10-6）。血常规：WBC 10.95×10^9/L，
PCT 0.25ng/ml；肝功能：ALT 23U/L，AST 15U/L，TBIL 10.7μmol/L，
ALP 112U/L，GGT 56U/L，TBA 4.9μmol/L，ALB 45.1g/L。

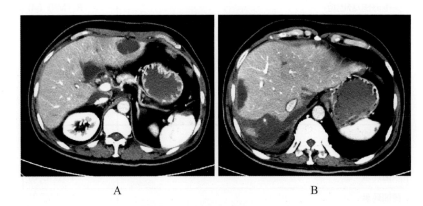

A   B

图 10-6   移植肝脓肿期 CT 表现

拟 PTCD 穿刺，超声引导见目标胆管周围血管丰富，穿刺引
导困难。患者反复发热，降钙素原持续升高。第 18 ~ 25 天抗菌药
物：亚胺培南（1g，每 8 小时一次）；第 25 天血培养结果：鲍曼
不动杆菌，根据药敏结果（图 10-7），抗感染方案调整为：亚胺
培南（1g，每 8 小时一次）+ 替加环素（50mg，每 12 小时一次）。
此外，第 26 天在超声引导下行左肝管 PTCD，每日引流出胆汁
300ml，胆汁细菌培养：阴性。复查见肝脓肿范围较前缩小，PCT
明显下降（图 10-8），未行肝脓肿穿刺引流。

（6）多重感染、多耐药期（第 33 ~ 59 天）

第 33 天患者出现寒战、发热，最高达 39℃；第 34 天胆汁细
菌培养：鲍曼不动杆菌；第 35 天血培养：鲍曼不动杆菌；第 36 天
痰培养：肺炎克雷伯菌（图 10-9）。根据药敏结果，调整抗感染方
案：第 34 ~ 36 天抗菌药物：多黏菌素 B 50mg 每 12 小时一次；第
37 ~ 59 天抗菌药物：多黏菌素 B 75mg 每 12 小时一次。

报告项目名称	结果
鲍曼不动杆菌复合菌	
头孢他啶	R (MIC 64)
头孢哌酮/舒巴坦	R (MIC 64)
头孢吡肟	R (MIC 32)
亚胺培南	R (MIC 16)
美罗培南	R (MIC 16)
妥布霉素	R (MIC 16)
环丙沙星	R (MIC 4)
左氧氟沙星	R (MIC 8)
多西环素	R (MIC 16)
米诺环素	I (MIC 8)
替加环素	S (MIC 2)
黏菌素	S (MIC 0.5)
复方新诺明	R (MIC 320)

图 10-7 肝脓肿期血培养、药敏结果

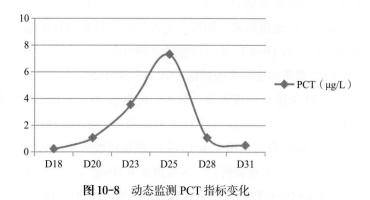

图 10-8 动态监测 PCT 指标变化

胆汁培养		
报告项目名称	结果	异常
鲍曼不动杆菌		P
替卡西林/克拉维酸	R (MIC 128)	R
哌拉西林/他唑巴坦	R (MIC 128)	R
头孢他啶	R (MIC 64)	R
头孢哌酮/舒巴坦	R (MIC 64)	R
头孢吡肟	R (MIC 32)	R
亚胺培南	R (MIC 16)	R
美罗培南	R (MIC 16)	R
妥布霉素	R (MIC 16)	R
环丙沙星	R (MIC 4)	R
左氧氟沙星	R (MIC 8)	R
多西环素	R (MIC 16)	R
米诺环素	R (MIC 16)	R
替加环素	R (MIC 8)	R
黏菌素	S (MIC 0.5)	S
复方新诺明	R (MIC 320)	R

血培养		
报告项目名称	结果	异常
初步培养阳性，疑似革兰氏阴性杆菌		P
鲍曼不动杆菌		P
哌拉西林/他唑巴坦	R (MIC 128)	R
头孢他啶	R (MIC 64)	R
头孢哌酮/舒巴坦	S (MIC 16)	S
头孢吡肟	I (MIC 16)	I
亚胺培南	R (MIC 16)	R
美罗培南	R (MIC 8)	R
妥布霉素	R (MIC 16)	R
环丙沙星	R (MIC 4)	R
左氧氟沙星	R (MIC 8)	R
多西环素	R (MIC 16)	R
米诺环素	S (MIC 4)	S
替加环素	R (MIC 8)	R
黏菌素	S (MIC 0.5)	S
复方新诺明	R (MIC 320)	R

痰培养		
报告项目名称	结果	异常
肺炎克雷伯菌肺炎亚种	(菌落计...	P
ESBL检测	- (MIC Neg)	
氨苄西林/舒巴坦	R(MIC 32)	R
哌拉西林/他唑巴坦	R (MIC 128)	R
头孢替坦	R (MIC 64)	R
头孢他啶	R (MIC 64)	R
头孢曲松	R (MIC 64)	R
头孢吡肟	R (MIC 64)	R
氨曲南	R (MIC 64)	R
厄他培南	R (MIC 8)	R
亚胺培南	R (MIC 16)	R
阿米卡星	R (MIC 64)	R
庆大霉素	R (MIC 16)	R
妥布霉素	R (MIC 16)	R
环丙沙星	R (MIC 4)	R
左氧氟沙星	R (MIC 8)	R
呋喃妥因	R (MIC 512)	R
复方新诺明	S (MIC 20)	S

图 10-9 胆汁、血液及痰细菌培养、药敏试验结果

左肝管 PTCD 管每日引流出胆汁 100~300ml。体温正常后，多次尝试夹管，患者再次出现寒战发热。第 54 天 ERCP+EST+ENBD，当天引流 600ml，引流液培养：鲍曼不动杆菌。

（7）感染控制期（第 60~72 天）

连续对血液、胆汁和痰液进行细菌培养和药敏试验（图 10-10）。第 57 天后血液标本培养阴性，第 60 天后痰液标本培养阴性；胆汁中细菌长时间存在，第 66 天培养出屎肠球菌、肺炎克雷伯菌，第 72 天仍培养出肺炎克雷伯菌，但患者无畏寒、发热、腹痛等胆道感染症状。患者 PCT 指标恢复正常水平（图 10-11）。

血液	D25~D57		
	鲍曼不动杆菌		
胆汁	D34~D63	D66	D72
	鲍曼不动杆菌	屎肠球菌、肺炎克雷伯菌	肺炎克雷伯菌
痰液	D36~D60		
	肺炎克雷伯菌		

图 10-10 胆汁、血液及痰细菌培养结果

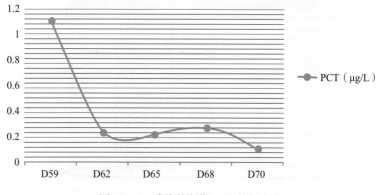

图 10-11 感染控制期 PCT 指标变化

患者全身感染得到有效控制后，实施抗感染降阶梯治疗方案（图10-12）；随着感染得到有效控制，逐渐拔出PTCD管和鼻胆管，最终康复出院。

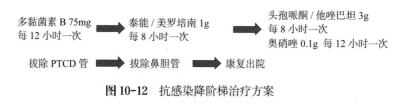

图10-12　抗感染降阶梯治疗方案

指南节选及推荐

节选自肝胆管结石病诊断治疗指南（2007版）、急性胆道系统感染的诊断和治疗指南（2011版）、东京指南2018版（TG18）和胆道外科抗菌药物规范化应用专家共识（2019版）。

1. 肝胆管结石病的分型和治疗——参考肝胆管结石病诊断治疗指南（2007版）。

（1）根据患者结石在肝内的分布、相应肝管和肝脏的病变程度以及合并肝外胆管结石的情况，结石分布呈弥漫性伴有肝实质广泛性纤维化而形成继发性胆汁性肝硬化和门静脉高压症，通常伴有左右肝管或汇合部以下胆管的严重狭窄，属Ⅱc型。

（2）治疗原则：去除病灶、取尽结石、矫正狭窄、通畅引流、防治复发。

（3）肝移植治疗指征：适合于肝脏和胆管系统均已发生弥漫性不可逆损害和功能衰竭的Ⅱc型肝胆管结石。

2. 急性胆管炎的诊断标准与严重程度评估、抗菌治疗——急性胆道系统感染的诊断和治疗指南（2011版）、东京指南2018版（TG18）和胆道外科抗菌药物规范化应用专家共识（2019版）。

（1）诊断标准与严重程度评估：本病例中患者既往炎症发作时

出现腹痛、寒战、高热（T_{max} 40℃）、感染性休克表现，结合症状、体征、治疗反应，考虑具体严重程度为中 - 重度急性胆管炎。

（2）抗菌治疗：本例患者考虑急性胆管炎，立即使用抗菌药物（A级推荐），进行胆汁培养和血液培养（B级推荐）。选择抗菌剂时，应考虑目标生物，药代动力学和药效学，局部抗菌谱，抗菌药物使用史，肾脏和肝功能以及过敏和其他不良事件史。

推荐意见：反复发作的胆道感染以革兰氏阴性菌最常见，常伴耐药菌感染。可首先应用第三、四代头孢菌素，联合抗厌氧菌药物或选用β- 内酰胺酶抑制剂复合制剂，疗效欠佳时应尽快改用碳青霉烯类，如亚胺培南、美罗培南等或替加环素。在经验性使用抗菌药物治疗的同时应加强病原菌和耐药性监测，为后续调整治疗方案提供可靠依据。此外，有效的胆汁引流和营养支持有助于提高疗效，对胆道外科疾病的针对性治疗是控制胆道感染的关键（推荐强度：强，证据等级：低）。

专家共识意见：免疫功能不全患者发生胆道感染时应立即经验治疗，然后根据细菌培养及药物敏感试验结果选择敏感抗菌药物，给药途径以静脉用药为宜，同时治疗免疫功能低下（推荐强度：一般，证据等级：中）。

3. 肝胆管结石病肝移植治疗

（1）终末期胆病的定义：2002 年黄志强院士提出终末期胆病的定义，是指胆道的良性疾病，在后期引起的弥漫性肝脏与胆管系统的不可恢复的改变，若无有效处理，患者将在不长时间内死于肝胆衰竭。2005 年吴孟超院士认为：胆系疾病终末期是指经内外科无法治愈的各种原发或继发性胆管系统疾病，包括胆囊癌晚期、肝门部胆管癌等恶性疾病，在病程进入危险阶段或预计患者仅有 0.5 ~ 1 年的存活期，反复出现并发症，但仍处于"住院依赖期"中，即在进入"ICU 依赖期"之前，应该考虑肝移植手术。目前终末期胆病的概念国内外尚不统一，国内称为终末期胆病、胆系疾病终末期；国外多称为胆道病、胆汁性淤积性肝病、慢性淤胆病等，此类疾病将发展成终末期肝病。肝内胆管细胞癌和肝门部胆管癌应不应该归类于终末期胆病，国内外仍有不同看法。

（2）终末期胆病肝移植治疗现状：①肝移植治疗后患者长期生存率和移植物存活率均较高；中国肝移植注册网（CLTR）2015年的数据显示，我国胆管系统疾病（主要包括原发性胆汁性肝硬化、继发性胆汁性肝硬化、原发性硬化性胆管炎、胆道闭锁等）肝移植患者术后5年存活率为55.90%~77.47%，移植物5年存活率为56.96%~72.79%。②我国肝移植患者中ESBD比例明显低于国外。原因分析：终末期胆病没有包括胆系恶性肿瘤；供肝数量严重短缺，国内肝移植患者主要为肝炎后肝硬化失代偿和肝脏肿瘤；终末期胆病病情反复，经对症处理后病情常有部分缓解，导致患者寻求肝移植治疗的意愿不高；入ICU依赖期后常合并感染、内环境紊乱、营养状况差，病情进展迅速及手术风险高失去肝移植机会；目前缺乏评估终末期胆病病情进展的有效手段，肝移植指征和时机较难把握。

（3）肝胆管结石病肝移植治疗适应证：①复杂的肝左右叶肝内胆管结石伴反复胆管炎，经手术和/或取石、引流、抗感染等治疗，效果不佳，肝功能进行性恶化，常规治疗手段未能逆转者。②肝胆管结石病、反复发作胆管炎致无法矫正的广泛、严重的胆管狭窄、阻塞性黄疸。③胆汁性肝硬化、肝萎缩明显，不足以代偿肝功能，生活质量不断低下者。④无合并难于控制的全身性感染或多重耐药菌感染。⑤心、脑、肺、肾等重要脏器能耐受手术者。

（4）肝胆管结石病肝移植治疗特点：①一般状况比较差；②胆道感染较重，常为多重感染和多重耐药；③多次手术史、解剖结构变化，手术难度大，时间长，术后早期恢复慢；④移植术后预后较好。

| 病例总结 |

1. 面对复杂肝胆管结石致胆道感染的患者，抗菌药物联合外科治疗两种治疗手段"两手都要抓、两手都要硬"。

2. 对于中、重度急性胆管炎合并多重耐药菌感染，应尽早开始抗菌药物的经验性治疗（推荐首选含 β- 内酰胺酶抑制剂复合制剂，多重耐药菌感染的重症患者首选碳青霉烯类抗菌药物的指征），同时加强目标治疗，对于多重耐药的患者要注意用药时间和疗程的选择。

3. 在外科治疗方面，积极处理原发疾病、合理选择引流方式以及终末期阶段的肝移植治疗，为改善患者预后提供规范的诊疗。

析评

原发性肝胆管结石病虽然是胆管系统最常见的良性疾病，但病情复杂、根治性治疗困难，给患者身心都带来很大的困扰，也是临床上遇到的难治性疾病之一。治疗的原则非常关键，还是应按照胆道外科前辈总结的"十六字方针"制订个体化的方案。当然，随着外科手术和微创技术的不断发展，我们可运用的治疗手段较以往更加丰富。

该病例是一例典型的复发性肝胆管结石病，病程长，治疗经过复杂。在经过一系列外科手术后，患者合并有复发性胆管炎、中重度胆道感染、胆汁性肝硬化等表现。第一阶段的治疗合理地选择了经皮经肝胆管造瘘取石这一微创技术，既有效解决了"取尽结石、通畅引流"的难题，又减少了对患者的创伤，避免了多次手术的打击，患者的症状和体征在短时间内得到了明显改善。随着患者病情的发展，胆汁性肝硬化进入失代偿期阶段。这一阶段最有效的治疗方式就是肝移植。虽然这位患者肝移植术后康复经历了"一波三折"，但通过规范、得当的治疗措施顺利康复，相信也会获得很好的预后。

　　该病例有一些细节值得探讨：①患者疾病进展进入肝硬化失代偿期，称之为"终末期胆病"。除了病因是胆道疾病外，这类疾病状态和终末期肝病还存在哪些区别？此外，目前缺乏评估终末期胆病病情进展的有效手段，因此肝移植指征和时机较难把握。②胆道疾病一旦进入失代偿期，常合并有严重的胆道感染，肝移植术后感染更加难于控制，甚至出现全身性感染、多重耐药性感染，危及受者的生命。对于这类患者，术前进行更加细致的评估和充分的抗感染治疗，移植手术的安全性会显著提高。

（季茹　汪邵平　霍枫）

　　　　该病例非常复杂，涉及肝胆管结石致终末期胆病进而行肝移植术，术后并发胆道及全身感染。患者入院时已处于肝硬化失代偿期，符合肝胆管结石病肝移植治疗指征，在排除肿瘤等其他疾病后，及时行肝移植术。但术前或术中没有病原学检查结果，尽管应用术前厄他培南，术后亚胺培南＋卡泊芬净转头孢哌酮／他唑巴坦钠、奥硝唑预防性抗感染方案，患者仍于术后第18天出现发热症状，辅助检查提示肝脓肿合并局部胆汁湖形成。肝移植患者应警惕术后因全身抑制免疫力较差，在ICU感染概率增大，特别是该病例为胆道疾病失代偿期，常伴有胆道感染，更易发生术后感染，需完善术前、术中病原学检查，排除术前感染灶，若存在术前感染，轻度感染应结合实际情况应用抗感染治疗控制感染后再行手术，中重度感染可考虑抗感染治疗并结合充分的胆汁引流，围手术期应结合实际情况应用合适的预防性抗感染方案，在一定程度上减少终末期胆病肝移植术后感染可能。该病例在出现发热后及时行各项检查发现术后感染，根据胆汁培养、血液培养结果规范应用抗菌药物，并结合胆汁引流，整个处理过程较为规范，患者全身感染最终得到控制，并经抗感染降阶梯治疗方案后康复出院。

（龚伟　李秉璐　汤朝晖）

参考文献

[1] 中华医学会外科学分会胆道外科学组. 肝胆管结石病诊断治疗指南[J]. 中华消化外科杂志, 2007, 6（2）: 156-160.

[2] 中华医学会外科学分会胆道外科学组. 急性胆道系统感染的诊断和治疗指南（2011版）[J]. 中华消化外科杂志, 2011, 10（1）: 9-13.

[3] 中华医学会外科学分会胆道外科学组, 中国研究型医院学会加速康复外科专业委员会, 中华外科杂志编辑部. 胆道外科抗菌药物规范化应用专家共识（2019版）[J]. 中华外科杂志, 2019, 57（7）: 481-487.

[4] Miura F, Okamoto K, Takada T, et al. Tokyo Guidelines 2018: initial management of acute biliary infection and flowchart for acute cholangitis[J]. J Hepatobiliary Pancreat Sci, 2018, 25(1): 31-40.

[5] 严律南, 卢实春, 李波, 等. 肝内胆管结石症行肝脏移植（附1例报告）[J]. 中国普外基础与临床杂志, 2001, 8（2）: 78-80.

[6] 严律南, 李波. 肝胆管结石的基础与临床——肝胆管结石终末期病变与肝移植[J]. 中国实用外科杂志, 2004,（2）: 67-67.

[7] 李波, 严律南, 卢实春, 等. 肝移植治疗肝内胆管结石和肝包虫病[J]. 中华器官移植杂志, 2004, 25（3）: 143-144.

[8] 潘光栋, 严律南, 李波, 等. 肝胆管结石病肝移植（附4例报告）[J]. 中华肝胆外科杂志, 2005, 11（7）: 467-469.

[9] 阳勇, 陈哲宇, 严律南, 等. 初步探讨肝内胆管结石行肝移植术的

适应证 [J]. 中国普外基础与临床杂志，2009，16（10）：814-818.

[10] 张建军，朱志军，郑虹，等. 肝移植治疗肝内胆管结石 6 例 [J]. 天津医药，2009，37（6）：471.

[11] 黄志强，黄晓强，周宁新. 肝移植时代终末期胆病的治疗——回顾与反思 [J]. 消化外科，2002，1（6）：381-392.

[12] 黄志强. 终末期胆病：传统外科的作用与限度 [J]. 中国实用外科杂志，2003，23（2）：65-66.

[13] 张柏和，姜小清，罗祥基，等. 胆系疾病终末期行肝移植的适应证选择及评价 [J]. 癌症进展，2005，3（5）：423-425.

[14] Lai Y H, Duan W D, Yu Q, et al. Outcomes of liver transplantation for end-stage biliary disease: A comparative study with end-stage liver disease[J]. World Journal of Gastroenterology, 2015(20): 6296-6303.

[15] Lazaridis KN, LaRusso NF. The Cholangiopathies [J]. Mayo Clin Proc, 2015, 90(6): 791-800.

[16] Watanabe T, Hirano K, Tada M, et al. Short-term prognostic factors for primary sclerosing cholangitis[J]. J Hepatobiliary Pancreat Sci, 2015, 22(6): 486-490.

[17] Lindor KD, Kowdley KV, Harrison ME. American College of Gastroenterology. ACG Clinical Guideline: Primary Sclerosing Cholangitis[J]. Am J Gastroenterol, 2015, 110(5): 646-659.

[18] Chapman R, Fevery J, Kalloo A, et al. Diagnosis and management of primary sclerosing cholangitis[J]. Hepatology, 2010, 51(2): 660-678.

[19] Piotr Milkiewicz, Ewa Wunsch, Elwyn Elias. Liver transplantation in chronic cholestatic conditions [J]. Frontiers in Bioscience, 2012, 17：959-969.

胆石症合并肝脓肿病例

病例介绍

患者，女，53岁。

1. **主诉** 反复发热伴右上腹隐痛1个月余。

2. **现病史** 1个月前出现发热及上腹痛，就诊当地医院，行肝脓肿穿刺引流术，后体温正常但上腹隐痛不适就诊我院。

3. **查体** 神清，皮肤巩膜无黄染，T 37.0℃，P 80次/min，R 12次/min，BP 110/75mmHg，腹平软，右上腹压痛，肝区叩击痛。

4. **实验室检查**

血常规：WBC 7.28×10^9/L，NE 53.5%，Hb 127g/L，PLT 212×10^9/L。

肝肾功能：ALB 34g/L，ALT 26U/L，AST 24U/L，TB 19.5μmol/L，DB 5.68μmol/L。

凝血功能：PT 14.0s，INR 1.19。

上腹部强化CT：肝右叶低密度灶，考虑肝脓肿，肝内胆管、胆囊、胆总管多发结石合并胆系感染（图11-1、图11-2）。

5. **诊断** 胆石症（肝内胆管、胆总管并胆囊结石），肝脓肿穿刺引流术后。

6. **治疗过程**

（1）入院前先外院治疗：肝脓肿穿刺引流术。

（2）入院初始治疗方案

1）抗生素（哌拉西林钠他唑巴坦、奥硝唑）。

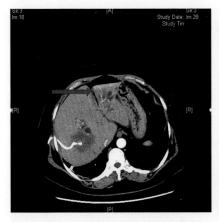

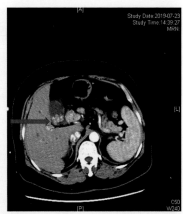

图 11-1 箭头示萎缩的左外叶   图 11-2 箭头示胆囊及右肝管结石

2）营养支持。

（3）入院第 5 天：完善术前评估，综合考虑行手术治疗。

手术指征：

1）右上腹隐痛。

2）右上腹压痛，肝区叩击痛。

3）上腹 CT 示胆石症。

4）肝脓肿已引流，感染已控制。

手术方式：肝左外叶切除 + 胆囊切除 + 胆总管切开取石 + 胆道镜探查 + 右肝管成形 +T 管引流术。

术中要点：

1）切除萎缩的左外叶。

2）切开胆总管取净结石，胆道镜探查。

3）切开右肝管狭窄段，胆道镜辅助，取出肝管内结石。

4）纵切横缝狭窄段胆管，放置 T 管。

7. 术后治疗　根据胆汁药敏结果调整抗生素（亚胺培南 + 左氧氟沙星）（图 11-3）。

肺炎克雷伯菌肺炎亚种			
抗生素	英文名	结果	MIC
阿米卡星		敏感	≤2
氨曲南		敏感	≤1
头孢他啶		敏感	≤1
头孢唑啉		耐药	16
环丙沙星		敏感	≤0.25
头孢曲松		中介	2
头孢替坦		敏感	≤4
氨苄西林/舒巴坦		敏感	≤2
头孢吡肟		敏感	≤1
庆大霉素		敏感	≤1
亚胺培南		敏感	≤1
妥布霉素		敏感	4
复方新诺明		耐药	≥320
哌拉西林/他唑巴坦		敏感	≤4
厄他培南		敏感	≤0.5
左氧氟沙星		敏感	≤0.25
ESBL		-	Neg

铅黄肠球菌			
抗生素	英文名	结果	MIC
氨苄西林		敏感	≤2
环丙沙星		敏感	1
红霉素		耐药	≥8
庆大霉素(高浓度)		敏感	SYN-S
青霉素		敏感	0.5
链霉素(高浓度)		敏感	SYN-S
四环素		敏感	≤1
利奈唑胺		敏感	2
替加环素		敏感	≤0.12
左氧氟沙星		敏感	2

图 11-3 术后治疗

8. 术后病情变化（图 11-4）。

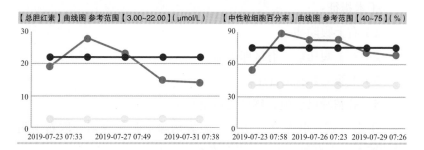

图 11-4 术后病情变化

9. 术后随访 术后 1 个月再行胆道镜，随访 14 个月，恢复良好。

| 指南节选及推荐 |

节选自急性胆道系统感染的诊断和治疗指南（2011 版）、东京指南 2018 版（TG18）、胆道外科抗菌药物规范化应用专家共识（2019 版）。

1. 急性胆管炎的诊断标准与严重程度评估、抗菌治疗、外科治疗——急性胆道系统感染的诊断和治疗指南（2011 版）、东京指南 2018 版（TG18）、胆道外科抗菌药物规范化应用专家共识（2019 版）。

（1）急性胆管炎的诊断标准：在急性胆管炎辅助检查手段的选择上，TG18 建议对于疑似急性胆管炎患者，可采用腹部超声作为初始检查手段。但当患者以急性腹痛就诊时，优先选择腹部 CT，因为 CT 不受肠道气体等因素影响，检查范围更广，可用于排除其他疾病。MRI 和磁共振胰胆管造影（MRCP）在诊断急性胆管炎的病因和评估炎症时非常有效，但因医疗资源配置等问题，MRI、MRCP 通常在腹部超声、CT 诊断不清或困难的情况下使用。本病例中患者入院时伴有腹痛，行上腹部强化 CT，显示胆系结石（肝内胆管–肝门部胆管、胆总管、胆囊）。结合患者入院伴有腹痛、炎症且肝功能异常，诊断为肝胆管结石伴急性胆管炎。

（2）急性胆管炎的严重程度分级：根据 TG18 急性胆道感染的起始管理流程，对于疑似急性胆道感染患者应首先测量生命体征，以评估病情是否紧急。如果患者情况紧急，则不必等待明确的诊断，立即开始初步治疗，必要时包括呼吸和循环系统管理。然后进行病史采集、腹部查体、实验室及影像学检查，并使用急性胆管炎和急性胆囊炎的诊断标准进行诊断。本病例中患者出现高热、寒战、黄疸，腹痛，炎症反应指标升高，肝功能异常，影像学提示胆系结石，提示急性胆管炎，结合症状、体征、治疗反应，考虑具体严重程度。

（3）抗菌治疗：超声、CT、MRI 等影像学检查通常难以直接确诊胆管的急性细菌性炎症，而是通过胆管扩张证明存在胆道梗阻

和 / 或发现其他病因学证据（肿瘤、胆囊结石、寄生虫等）来间接支持急性胆管炎的诊断。所有怀疑急性胆管炎的患者应立即使用抗菌药物（A 级推荐），进行胆汁培养和血液培养（B 级推荐）。选择抗菌剂时，应考虑目标生物，药代动力学和药效学，局部抗菌谱，抗菌药物使用史，肾脏和肝功能以及过敏和其他不良事件史。社区获得性急性胆管炎致病菌多为肠道需氧菌，如大肠埃希菌、克雷伯菌属、肠球菌（建议 1，D 级）。胆汁细菌培养若为阳性，提示急性胆管炎病严重、预后不佳（2 级）。

（4）外科治疗：任何抗菌治疗都不能替代解除胆道梗阻的治疗措施。轻度急性胆管炎经保守治疗控制症状后，根据病因继续治疗。中度、重度急性胆管炎通常对于单纯支持治疗和抗菌治疗无效，需要立即行胆道引流。首选内镜下的胆管引流术（A 级推荐）。内镜十二指肠乳头括约肌切开术（endoscopic sphincterectomy，EST）和内镜鼻胆管引流术（endoscopicnasobiliary drainage，ENBD）的并发症发生率、病死率均低于开腹胆管引流术（2 级）。EST 的优势在于引流的同时可以取石，但重度急性胆管炎及凝血功能障碍时，不宜行该治疗。ENBD 则没有该禁忌证，引流的同时可以进行胆汁培养。内镜下放置塑料胆管支架引流与 ENBD 的引流效果没有明显差异（2 级），但前者无法观察胆汁引流情况，无法行胆管冲洗和造影。经皮经肝胆管引流术（percutaneous transhepatic biliary drainage，PTCD）可作为次选治疗方式（B 级推荐）。但由肝门或肝门以上位置肿瘤、结石或狭窄引起胆道梗阻所致的急性胆管炎，首选 PTCD（C 级推荐）。如果患者内镜下胆管引流和 PTCD 失败，或存在禁忌证时，可考虑行开腹胆管引流术，先放置 T 管引流解除梗阻，待二期手术解决胆道梗阻病因（4 级）。肝内胆管结石合并急性肝内胆管炎时，应及时解除胆道梗阻，通畅胆管引流。任何肝叶切除应在急性胆道感染完全控制后方能实施

（4级）。急性胆管炎处理流程（图 11-5）。

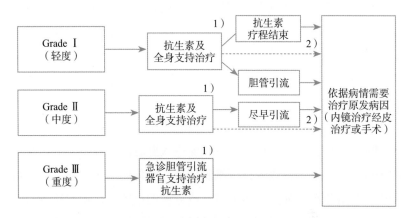

图 11-5　急性胆管炎处理流程

抗菌治疗前，留取血培养，胆管引流时留取胆汁并培养。急性胆管炎的治疗原则包括：抗生素治疗、胆管引流和病因治疗；Grade Ⅰ、Ⅱ级患者合并胆总管结石，如果可能，尽量同期行胆管引流和取石。

▌病例总结▐

1. 肝内胆管结石合并胆管炎及肝脓肿治疗中，任何抗菌治疗都不能替代解除胆道梗阻的治疗措施。

2. 肝内胆管结石合并胆管炎急性期不做肝叶切除治疗，可先抗感染或行 PECD 或 ERCP 解除胆道梗阻。

3. 胆道镜辅助治疗有助于取净结石、解除狭窄、通畅引流。

4. 分阶段诊治：控制炎症，完善检查，二期手术。

析 评 ─────────────────────────────────

　　肝内胆管结石在其发生和病变发展的过程中，均能引起不同部位和区域的肝脏组织病理性改变，其主要原因是胆管结石和胆管狭窄。临床表现为慢性炎症改变，合并感染严重时，有急性炎症发作的变化，多数患者出现局部或多发性肝内胆管梗阻，以致形成脓肿。胆源性肝脓肿是急性化脓性胆管炎病程演变中的发展结果；其主要原因是胆管因结石致梗阻后持续高压，当胆管内压力超过2.5kPa 时，胆汁及胆管内的细菌反流进入肝脏的血管中，引起胆管周围肝组织的病理性改变，肝细胞坏死、液化而形成脓肿。初始脓肿中心为肝细胞坏死区，多为密集或分散的小脓肿，随着病情的进展，多个小脓肿可融合成一个大脓腔，脓腔中往往含有胆汁及结石。肝内胆管结石合并肝脓肿和普通的细菌性肝脓肿治疗不同，在处理肝脓肿的同时必须处理肝胆管结石和胆管梗阻。

　　该患者诊治流程总体而言符合规范，措施得当，治疗效果也令人满意。

　　在诊疗过程中，对于胆道感染，总体要：避其锋芒，分而治之。①避其锋芒：急性期不手术。抗菌治疗是急性胆道感染的重要治疗手段，一旦怀疑胆道感染应立即开始抗菌治疗。对肝内胆管结石病出现急性胆管炎合并肝脓肿时，抗感染治疗也是必不可少的。应选择广谱抗生素，以抗革兰氏阴性杆菌为主。在肝胆管结石时的细菌感染多是混合感染，感染胆汁中需氧菌，以大肠埃希菌最为常见。厌氧菌主要是脆弱杆菌，在混合感染中细菌以类杆菌为主。合并肝脓肿时，需联合应用多种抗生素。在抗生素控制胆道感染后再对肝胆管结石进行外科治疗是最佳的选择。因为肝胆管结石病是一个不可逆转的病变，对病变部位的胆管和它所引流区域肝脏的治疗最有效的手段是做病变区域的切除。所以在手术前尽量控制感染，为手术创造条件，同时减少手术后的并发症。②分而治之：分情况，分阶段。根据胆道感染的级别给予相应的治疗，轻度、中度感染应尽早抗感染治疗，重度感染的患者应先急诊胆管引流。不同阶段给予不同的对症处理，如手术中，应去除病灶、取净结石、解除狭窄、通畅引流。手术切除肝叶＋胆道镜探查取石有助于患者在控制感染的同时加快恢复，减少住院天数。

（辛洋　郭源）

点评

　　肝内外胆管结石合并急性胆管炎的治疗包括药物治疗、内镜治疗、手术治疗等方面，需要依据胆管炎的轻重程度、结石分布情况及肝内外胆管病变情况综合考虑。抗生素治疗初始根据经验用药，选择覆盖革兰氏阴性菌及厌氧菌的广谱抗生素，后续依据胆汁培养及血培养结果选择敏感抗生素。急性胆管炎发作加重时，胆管引流是必要的治疗措施，可选择内镜引流、PTCD 等，必要时手术引流，但不宜行大范围手术干预。胆管急性炎症控制后，应行详细的检查评估，通过 MRCP、增强 CT（尤其是冠状位）、胆管引流管造影等方法明确胆管病变，根据有无肝叶萎缩、胆管狭窄部位、肝硬化程度、有无胆管囊肿及肝功能储备情况选择合理的确定性手术方式。本病例虽然在肝脓肿引流 1 个月，各项炎症指标正常、肝功能正常后施行手术，治疗效果满意。但有几点值得改进：①术前仅行 CT 检查，胆管评估不够充分，未提供术前检查或术中胆道镜检查发现的右肝管狭窄部位及程度；②手术时机不是最佳选择，手术时右肝脓肿依然存在，可能会引起脓肿播散或肝功能不良，并影响对右肝内胆管的判断；③术后 T 管造影等胆管检查资料不全，不能充分判断手术治疗效果。

（李秉璐　王健东　曾永毅）

参考文献

[1] Kiriyama S, Kozaka K, Takada T, et al. Tokyo Guidelines 2018: diagnostic criteria and severity grading of acute cholangitis (with videos)[J]. J Hepatobiliary Pancreat Sci, 2018, 25(1): 17-30.

[2] Miura F, Okamoto K, Takada T, et al. Tokyo Guidelines 2018: initial management of acute biliary infection and flowchart for acute cholangitis[J]. J Hepatobiliary Pancreat Sci, 2018, 25(1): 31-40.

[3] 张宇华. 急性胆道感染《东京指南（2018）》拔萃 [J]. 中国实用外科杂志，2018，38（7）：767-774.

[4] 胡凤林，尚东，张浩翔，等.《东京指南（2018）》急性胆道感染诊疗策略更新解读 [J]. 中国实用外科杂志，2018（7）：763-766.

[5] 急性胆道系统感染的诊断和治疗指南（2011 版）[J]. 中华消化外科杂志，2011，10（1）：9-13.

[6] 中华医学会外科学分会胆道外科学组，中国研究型医院学会加速康复外科专业委员会，中华外科杂志编辑部. 胆道外科抗菌药物规范化应用专家共识（2019 版）[J]. 中华外科杂志，2019，57（7）：481-487.

[7] Wada K, Takada T, Kawarada Y, et al. Diagnostic criteria and severity assessment of acute cholangitis: Tokyo guidelines[J]. J Hepatobiliary Pancreat Stag, 2007, 14(1): 52-58.

[8] 杨波，麻树人，周文平，等. 内镜在治疗高龄高危重症急性胆管炎中的应用 [J]. 中华消化内镜杂志，2004，21（5）：339-340.

[9] Nagino M, Takada T, Kawarada Y, et al. Methods and timing of biliary drainage for acute cholangitis: Tokyo guidelines[J]. J Hepatobiliary Pancreat Surg, 2007, 14(1): 68-77.

[10] Tsuyuguchi T, Takada T, Kawarada Y, et al. Techniques of biliary drainage for acute cholangitis: Tokyo guidelines[J]. J Hepatobiliary Pancreat Stag, 2007, 14(1): 35-45.

[11] 程南生. 彭其芳. 肝内胆管结石合并胆管炎和肝脓肿的治疗 [J]. 临

床外科杂志，2005，13（7）：408-409.

[12] 李绍强，梁力建，彭宝岗，等. 肝内胆管结石合并急性胆管炎的肝切除时机 [J]. 中华外科杂志，2006，44（23）：1607-1609.

[13] 王剑明，邹声泉. 肝内胆管结石合并胆管炎及肝脓肿的诊治现状 [J]. 临床外科杂志，2004，12（12）：765-766.

[14] SeveriC, Zippi M, Baccini F, et al. Amebic liver abscess, Mirizzi syndrome, and acute hepatic failure[J]. Dig Dis Sci, 2004, 49(2): 304-307.

[15] Shoda J, Ueda T, Kawamoto T, et al. Prostaglandin E receptors in bile ducts of hepatolithiasis patients and the pathobiological significance for cholangitis[J]. Clin Gastroenterol Hepatol, 2003, 1(4): 285-296.

经内镜逆行胆胰管成像术后黄疸加重的诊疗思路

病例介绍

患者，男性，69 岁。

患者胆道术后，因"胆道感染"两次入院。

体重 75kg，身高 175cm，BMI 24.48kg/m²。

主诉：全身皮肤及巩膜黄染伴发热 20 天。

1. 现病史

（1）入院前 20 天

1）全身皮肤及巩膜黄染、皮肤瘙痒。

2）寒战、高热，体温最高达 40℃。

3）茶色尿、陶土样便。

（2）入院前 10 天：就诊于山西省某医院，行腹部 CT 考虑胆总管胰腺段结石可能，行 EST+ENBD，术中见大量脓性胆汁，未见结石；术后发热缓解，余症状未见缓解；术后鼻胆管引流每日引出 400～500ml 胆汁样液体，入院前 4 天胆汁引流量逐步减少，入院前 1 天胆汁引流量约 100ml。

2. 既往史　直肠癌术后 2 年，无肝炎病史及饮酒史。

3. 入院查体　全身皮肤及巩膜黄染，鼻胆管引流可见胆汁样液体约 100ml，下腹部可见长约 12cm 陈旧性手术瘢痕，左下腹部可见乙状结肠造口，造口红润。余腹部查体未见阳性体征。

4. 实验室检查

血常规：WBC 23.4×10⁹/L，NE 59.8%，Hb 66g/L。

肝肾功能：AST 74U/L，TBIL 589μmol/L，DBIL 286μmol/L，ALP 139U/L，γ-GT 100U/L，IBIL 303μmol/L。

肝炎系列（－），梅毒螺旋体抗体（＋），肿瘤标志物：CA199 244U/ml。

经内镜逆行胆胰管成像（MRCP）：胆总管胰腺段结石伴梗阻性胆管扩张（图 12-1）。

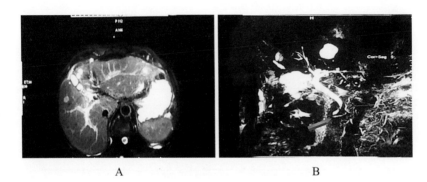

  A   B

图 12-1 MRCP 示胆总管胰腺段结石伴梗阻性胆管扩张

5. 治疗过程

（1）第一阶段（1～10 天）

1）保肝、利胆、营养支持治疗。

2）经验性抗感染，并同时留取胆汁培养，寻找病原学证据。

3）输入浓缩红细胞 4U 纠正贫血治疗。

4）患者鼻胆管引流持续减少，胆红素进行性升高，肝酶正常，入院第 11 天再次行 ERCP 治疗（图 12-2）。

（2）第二阶段（11～20 天）

1）ERCP 术后患者黄疸进行性加重（图 12-3）。

2）根据药敏结果调整敏感抗生素，继续营养支持治疗。

3）血浆置换联合血液滤过治疗。

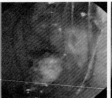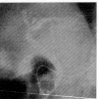

胆总管上段及左肝管内可见多枚结石阴影，分次取出 3 枚灰白色结石及少许泥沙碎石，最大直径 0.8 ~ 1.0cm，再次造影未见结石

图 12-2　ERCP 治疗

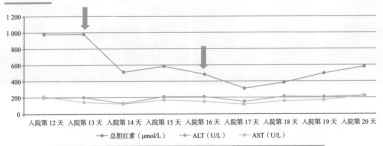

诊疗过程（12 ~ 20 天）

胆红素持续增高，血浆置换联合血滤后明显降低后反弹

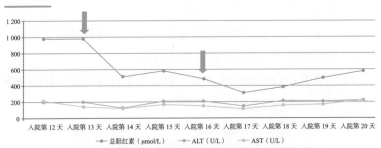

诊疗过程（12 ~ 20 天）

胆红素持续增高，血浆置换联合血滤后明显降低后反弹

图 12-3　ERCP 术后患者黄疸进行性加重

（3）第三阶段（21～57天）

1）拔除鼻胆管，给予激素冲击治疗。

2）血浆置换联合血浆滤过治疗。

3）考虑患者为肝内胆汁淤积性毛细胆管炎，继续抗感染、护肝、利胆、抑酸、护胃等对症治疗（图12-4、图12-5）。

诊疗过程（21～57天）

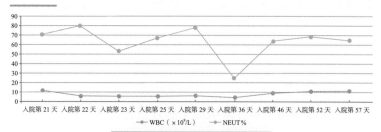

WBC 及 NEUT% 逐步恢复正常

诊疗过程（21～57天）

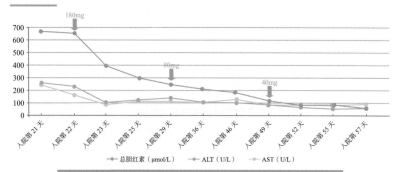

甲泼尼龙 160mg 冲击治疗后逐步减量，联合血浆置换联合血滤后 TBIL 终于下降！

图12-4 21～57天诊疗过程

术后复查 MRCP：胆管内未见明显结石（图12-5）。

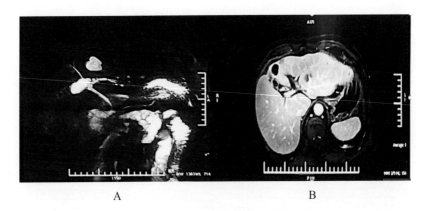

A   B

图 12-5 术后复查 MRCP

6. 病例总结

（1）胆道梗阻＋胆汁外引流＋胆红素进行性增高＋明确证实胆管通畅，应考虑胆汁淤积性肝病。

（2）血浆置换联合血滤治疗极高胆红素血症，避免急性肝衰竭，为后续治疗争取时间。

（3）糖皮质激素联合抗感染、护肝、利胆、营养支持等治疗黄疸后胆汁淤积性肝病。

析 评 ────────────────────

此病例是由胆总管结石引起的急性梗阻性化脓性胆管炎，但经ERCP解除胆道梗阻并行鼻胆管外引流、护肝、退黄等对症治疗后胆红素仍进行性升高，对于这种病例在完全除外胆道梗阻情况下应该考虑胆汁淤积性肝病可能。

胆汁淤积性肝病（CLD）是一类由免疫、遗传、环境等因素导致的胆汁形成、分泌和排泄障碍的肝胆疾病。其病因复杂，可能与胆汁酸淤积、胆管进行性破坏、肝细胞损害等因素有关。梗阻性化脓性胆管炎因胆管梗阻，胆汁中含菌量明显增多，肝内胆管压力不断增高，往往导致肝内胆汁淤积及细菌毒素侵入肝细胞，干扰肝细胞线粒体内膜呼吸链的电子传递，抑制其氧化磷酸化，从而使肝细胞发生水肿变性，并形成毛细胆管内脓性胆栓及毛细胆管和胆管周围炎性水肿，导致毛细胆管阻塞。所以即使在肝外胆管梗阻解除后，因肝内毛细胆管阻塞及肝细胞的损害，黄疸仍无法消退。

该患者积极抗感染、护肝、退黄治疗后，由于胆红素持续进行性升高，总胆红素最高升至 1 000μmol/L 以上，我们经全院多科室会诊后行血浆置换联合血滤治疗极高胆红素血症，避免急性肝衰竭，再使用糖皮质激素冲击治疗联合抗感染、护肝、利胆、抑酸护胃等对症治疗，患者胆红素逐渐下降恢复正常，顺利出院。

（余杰　魏志刚　刘建生）

急性梗阻性化脓性胆管炎（AOSC）是由于胆管梗阻和细菌感染，胆管内压升高，肝脏胆血屏障受损，大量细菌和毒素进入血液循环，造成以肝胆系统病损为主，合并多器官损害的全身严重感染性疾病，是急性胆管炎的严重表现形式。治疗以保肝及全身支持、敏感抗生素治疗、胆管引流为主，在伴发胆管结石时，急性期以引流为主，根据病情决定是否取石。本病例总结了在急性梗阻性化脓性胆管炎治疗中可能会发生的一种严重现象，即胆管引流通畅、炎症控制理想的情况下，黄疸持续升高并致肝功能衰竭可能。究其原因，可能与胆管压力改变、胆管细胞炎症性损伤、造影剂影响等导致毛细胆管受损阻塞有关。此现象亦可见于反复胆管炎发作的肝内外胆管结石手术及部分肝胆手术患者。本病例治疗措施充分、治疗效果满意，在黄疸快速升高有引发肝功能衰竭危险时，及时的血浆置换联合血滤治疗可以缓解高胆红素的损害，以利肝脏修复。但有几点值得改进：①二次 ERCP 前鼻胆管引流减少到每天 100ml，未通过造影明确鼻胆管通畅情况及位置是否理想，如能应用第一次鼻胆管继续引流，则可以避免二次 ERCP 的影响；②在治疗第一阶段，二次 ERCP 前 TBIL 已经升至 589μmol/L，此时即可以考虑血浆置换联合血滤治疗，对肝功能的恢复有帮助；③中草药对胆汁淤积的治疗亦有一定效果，帮助利胆治疗，情况允许时可以尝试。

（王健东　张永杰　曾永毅）

病例 13

胆道损伤后合并胆道感染病例分享

┃ 病例介绍 ┃

患者胆道术后，因"胆道感染"两次入院。

1. 第一次入院

（1）基本信息：患者，男，52岁。

（2）主诉：胆道术后1年余，反复发热1周。

（3）简要病史：1年前因"右上腹痛1天"于当地医院行"腹腔镜胆囊切除术"，术后第1天因"皮肤巩膜黄染"行"剖腹探查+胆总管整形术+T管引流术"，术中见"钛夹夹闭部分胆管侧壁，胆管部分缺损，致胆管腔狭窄"。4个月前T管造影未见明显胆管狭窄及胆管结石后拔除T管。

1周前，患者无明显诱因下出现发热、寒战伴尿色加深，无明显腹痛，体温最高39.3℃，药物治疗后好转，为求进一步诊治入院。

（4）既往史、个人史无特殊。

查体：神清、皮肤巩膜黄染、T 38.3℃、P 93次/min，R 14次/min，BP 124/71mmHg，氧饱和度99%，腹平软，右上腹陈旧性手术瘢痕，无明显压痛反跳痛，未及明显包块，余无特殊。

（5）实验室检查

血常规：CRP 78mg/L，WBC 13.9×10^9/L，NE 89%，Hb 119g/L，PLT 226×10^9/L。

肝肾功能：ALT 394U/L，AST 268U/L，胆汁酸 58.4μmol/L，

143

AKP 631U/L，GGT 622U/L，TB 41.1μmol/L，DB 30.6μmol/L，白蛋白 36.2mg/L，PCT 0.74ng/ml。

凝血功能：PT 10.7s，INR 1.12。

肿瘤标记物、血气分析、输血前检测等均未见明显异常。

（6）影像学检查

MRCP：肝门部胆管充盈缺损伴肝内胆管扩张，胆囊缺如（图 13-1）。

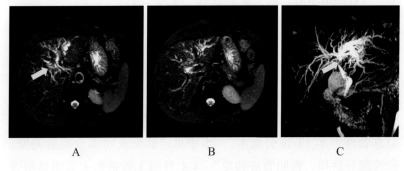

A B C

图 13-1 第一次入院 MRCP

（7）诊断：急性化脓性胆管炎（轻度）；梗阻性黄疸；肝门部胆管良性狭窄；胆道术后。

（8）治疗过程

入院初始治疗方案：抗感染（头孢哌酮舒巴坦、甲硝唑）；营养支持（葡萄糖、高 BCAA 含量的氨基酸）；利胆（熊去氧胆酸）；待感染控制后行胆管引流。

患者入院后第 2 天再次出现寒战高热、最高体温 39.7℃，无明显腹痛。查体：神清，对答切题，HR 110 次 /min，R 18 次 /min，BP 110/82mmHg，氧饱和度 99%，腹部查体同前。急查血常规提示 CRP＞160mg/L、WBC 16.4×10^9/L，肝功能提示 TB 63.7μmol/L，DB 40.3μmol/L。考虑患者病情加重，急性化脓性胆管炎（中度），调整治疗方案：抗生素升级（亚胺培南西司他丁 0.6g 静脉滴注 每6 小时一次）；急诊 ERCP 胆管引流（胆汁送细菌培养）；继续营养支持。

ERCP 术中所见及手术过程：见胆总管直径 1.0cm，肝总管左右肝管汇合处狭窄，右肝管显影，左肝管未显影，于左肝管留置支架失败，右肝管行置 ERBD（7FR × 10cm × 2，图 13-2）。

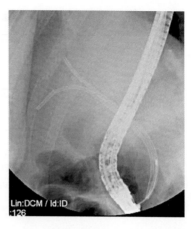

图 13-2 ERCP

根据 ERCP 术中所见并结合 MRCP 表现，患者同时存在肝总管左右肝管汇合处及左肝管起始处狭窄。ERCP 后体温下降，逐渐稳定在 38℃左右，术后第 4 天胆汁细菌培养 + 药敏结果：提示产酸克雷伯杆菌、铜绿假单胞菌，根据药敏结果调整抗生素为亚胺培南西司他丁 + 左氧氟沙星，后患者体温逐步正常，相关感染指标亦降至正常后予出院（图 13-3）。

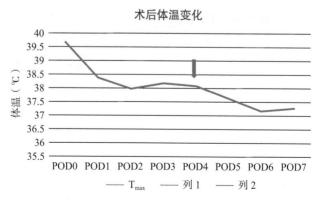

图 13-3 术后体温及感染指标变化

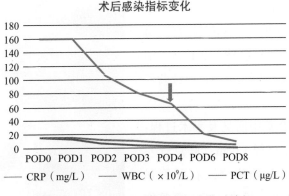

术后感染指标变化

— CRP（mg/L）　— WBC（×10⁹/L）　— PCT（μg/L）

图 13-3　术后体温及感染指标变化（续）

2. 第二次入院（出院 50 天后）

（1）主诉：胆道术后 1 年余，发热 2 天。

（2）现病史：2 天前，无明显诱因下出现发热，无寒战，最高体温 38.2℃，伴尿色加深，无明显腹痛等其他不适。

（3）查体：神清、皮肤巩膜无黄染、T 37.7℃，P 86 次/min，R 14 次/min，BP 128/68mmHg，腹平软，右上腹陈旧性手术瘢痕，余无殊。

（4）实验室检查

血常规：CRP 46mg/L，WBC 11.9×10^9/L，NE 86%，Hb 115g/L，PLT 246×10^9/L。

肝肾功能：ALT 94U/L，AST 132U/L，AKP 231U/L，GGT 322U/L，TB 16.1μmol/L，DB 8.6μmol/L，白蛋白 36.2mg/L，降钙素原 0.43ng/ml。

凝血功能：PT 12.1s，INR 1.28。

血气分析：pH 7.36，PaO_2 82.6mmHg，BE 0.4mmol/L。

（5）影像学检查

MRCP：肝门部胆管充盈缺损伴肝内胆管扩张（左叶为甚，图 13-4）。

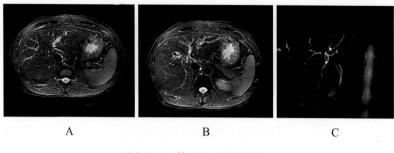

A   B   C

图 13-4 第二次入院 MRCP

（6）诊断：急性化脓性胆管炎（轻度）、肝功能不全、肝门部胆管良性狭窄、胆道术后。

（7）治疗：抗感染（左氧氟沙星）；利胆（熊去氧胆酸）；营养支持（葡萄糖、高 BCAA 含量的氨基酸）；确定性修复手术。

结合患者上次入院的 ERCP 术中所见及 MRCP 表现，患者胆管损伤属于胆管损伤 Stewart-Way 分型的 Ⅱ 类 C 型，手术需切除胆总管、肝总管、左右肝管汇合处以及部分左肝管，在狭窄段以上胆管进行胆肠吻合，恢复胆管肠管的连续性。

确定性修复手术：肝外胆管切除 + 胆肠吻合术。

术中所见及手术过程：术中见肝门粘连明显（图 13-5A），分离粘连后见胆囊缺如，显露出胆总管，纵行切开胆总管，取出塑料胆管支架，向头端切开肝总管狭窄处，见脓性胆汁流出（图 13-5B），经左肝管起始处，沿左肝管纵向切开狭窄处，见脓性胆汁流出，伴少量小结石，予右前右后肝管汇合处离断右肝管，左肝管狭窄处以上离断左肝管，切除肝外胆管（图 13-5C）。肝外胆管整形后行胆肠 Roux-en-Y 吻合术。

患者术后恢复顺利，术后第 9 天拔除引流管，伤口拆线，术后第 10 天出院。术后随访：随访 48 个月，共发生胆道感染 2 次，均药物治疗后好转。

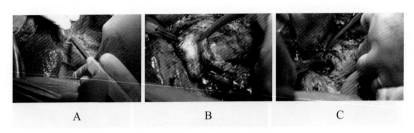

图 13-5　术中所见及手术过程

指南节选及推荐

节选自急性胆道系统感染的诊断和治疗指南（2011 版）、胆管损伤的诊断和治疗指南（2013 版）、东京指南 2018 版（TG18）。

1. 胆管损伤的诊断、分型及治疗——参考胆管损伤的诊断和治疗指南（2013 版）。

（1）诊断：本病例中患者出现梗阻性黄疸，实验室检查提示肝功能异常、血清 TBIL 和 ALP 等胆系酶谱升高，提示胆管损伤（4.2 胆管损伤的术后早期诊断）。

（2）分型：本例患者术中钛夹损伤胆总管，为 a 类，Ⅱ 型损伤（肝外胆管损伤，5 胆管损伤的临床分型）。

（3）治疗：本病例中，术后第 1 天发现胆管损伤即进行胆总管整形术＋T 管引流术，长期随访中出现反复胆道感染，予保守治疗＋胆管引流效果不佳，再次行肝外胆管切除＋胆肠吻合术。

推荐意见 8：胆管损伤确定性治疗方式的选择依赖于损伤的类型；轻微胆管损伤造成的胆汁漏首选内镜和 / 或介入治疗（强，C 级）；严重胆管损伤以及损伤性胆管狭窄，外科手术仍是疗效最为确切的确定性治疗手段（弱，B 级）。

推荐意见 10：胆管损伤与损伤性胆管狭窄内镜支架治疗 1 年无效的患者应及时中转手术修复（弱，C 级）。

推荐意见 14：术后 1~2 周内发现的胆管损伤。如损伤局部无明显炎症可选择一期修复（弱，B 级）。

推荐意见 24：胆管损伤确定性治疗后应至少随访 3~5 年，随访指标应包括常规的肝功能检查、必要的影像学检查及患者有无胆管炎发作的临床症状（弱，C 级）。

2. 急性胆管炎的诊断标准与严重程度评估、抗菌治疗、外科治疗——急性胆道系统感染的诊断和治疗指南（2011 版）、东京指南 2018 版（TG18）。

（1）诊断标准与严重程度评估：本病例中患者出现高热、寒战，黄疸，腹痛，炎症反应指标升高，肝功能异常，影像学提示胆管扩张，提示急性胆管炎，结合症状、体征、治疗反应，考虑具体严重程度。

（2）抗菌治疗：所有怀疑急性胆管炎的患者应立即使用抗菌药物（A 级推荐），进行胆汁培养和血液培养（B 级推荐）。选择抗菌剂时，应考虑目标生物，药代动力学和药效学，局部抗菌谱，抗菌药物使用史，肾脏和肝功能以及过敏和其他不良事件史（建议 1，D 级）。

（3）外科治疗：任何抗菌治疗都不能替代解除胆道梗阻的治疗措施。轻度急性胆管炎经保守治疗控制症状后，根据病因继续治疗。中度、重度急性胆管炎通常对于单纯支持治疗和抗菌治疗无效，需要立即行胆管引流。首选内镜下的胆管引流术（A 级推荐）。如果患者内镜下胆管引流和 PTCD 失败，或存在禁忌证时，可考虑行开腹胆管引流术，先放置 T 管引流解除梗阻，待二期手术解决胆道梗阻病因（4 级）。

病例总结

1. 胆管损伤合并胆道感染治疗优先考虑胆道感染的严重程度，以控制严重感染为首要目标。

2. 内镜治疗有助于胆管损伤合并胆道感染的控制。

3. 胆管损伤的修复手术（充分评估损伤范围和类型的基础上，在损伤部位以上的正常胆管行胆肠吻合）。

4. 胆管损伤重在预防。

析评

胆管损伤是胆道外科的难点之一。腹腔镜胆囊切除术是当下胆囊良性疾病手术治疗的"金标准"，其相关的胆管损伤已成为胆管损伤最主要原因，如何积极有效地诊断和治疗胆管损伤，恢复胆肠通道的恒久连续性和通畅性也成为胆道外科的重要议题。

该患者诊治流程总体而言符合规范，措施得当，治疗效果也令人满意。

其过程中有两个节点值得探讨：①该患者胆管引流的方式，高位胆管梗阻的引流可选择经皮胆管穿刺引流或内镜下胆管引流两个方式，各中心应根据自身的特点和技术条件以及患者的情况进行决策。该患者当时是经内镜胆管引流虽然没能直接引流左肝管，但从总体来看还是控制了感染，起到了不错的疗效。同时，内引流也避免了长期的胆管外引流造成的生活不便，有利于缓和可能的医患矛盾。当时针对万一引流效果不佳，也预先准备了可经皮胆管穿刺引流补救的备选方案。②确定性修复的时机，患者再次入院时行确定性修复手术，该患者根据病史描述和临床特点属于"梗阻型"胆管损伤，并且梗阻部位位于左右肝管汇合处的高位胆管，该位置的梗阻处理较为棘手。术中发现局部粘连严重合并瘢痕形成，且局部胆管存在一定炎症水肿，会给判断正常胆管黏膜带来一定困难，是否经药物治疗感染控制和水肿消退后再行手术会更加有利。

（吴向嵩　龚伟）

　　该病例的整体处理策略符合胆道外科的基本治疗原则，预后较为满意。按照初次修复的手术记录描述应为肝外胆管侧方损伤，属 Strasberg D 型，若受损胆管 ≤ 1/3 胆管直径、胆管直径＞4mm 且排除热损伤病因，可尝试直接修补并放置 T 管，故该病例的初次修复是合理的。但 T 管支撑时间通常应在 1 年左右，该病例的 T 管放置 4 个月后拔除，在拔管几个月后出现的再狭窄可能与此有关。根据 ERCP 描述，该病例随后出现了肝总管左右肝管汇合处及左肝管起始处狭窄，已属 Strasberg E4 型复杂损伤，较之前的 D 型损伤出现了损伤程度的升级（injury migration），这也是在初次修复失败的病例中较为常见的情形。对于此类复杂损伤，再次手术完成肝门部胆管成形和 Roux-en-Y 胆管-空肠吻合应为首选，且首选显露、切开左肝管横部扩大胆管开口（Hepp-Couinaud 术式）完成整形。该病例也按该方案完成修复，但希望作者能够展示胆肠吻合的一些关键细节（如左肝管切开长度、吻合口大小、缝线选择、缝合方式等）。

　　另外，该病例的抗生素使用尚有商榷之处。第一次入院后使用了头孢哌酮舒巴坦联合甲硝唑抗感染，头孢哌酮舒巴坦在胆道感染中是首选药物之一，其抗菌谱可覆盖厌氧菌治疗，通常不需再联合使用甲硝唑。在第一次和第二次住院中均使用了左氧氟沙星抗感染，根据东京指南 2018 版意见，胆道感染患者对于氟喹诺酮类药物的耐药率较高，已不作为首选用药。

（汤朝晖　王坚　张永杰）

| 参考文献 |

[1] Tazuma S. Gallstone disease: epidemiology, pathogenesis, and classification of biliary stones (common bile duct and intrahepatic) [J]. Best Pract Res Clin Gastroenterol, 2006, 20: 1075-1083.

[2] Kimura Y, Takada T, Strasberg SM, et al. TG13 current terminology, etiology, and epidemiology of acute cholangitis and cholecystitis [J]. J Hepatobiliary Pancreat Sci, 2013, 20: 8-23.

[3] 中华医学会外科学分会胆道外科学组，中国研究型医院学会加速康复外科专业委员会，中华外科杂志编辑部. 胆道外科抗菌药物规范化应用专家共识（2019 版）[J]. 中华外科杂志，2019，57（7）：481-487.

[4] Ansaloni L, Pisano M, Coccolini F, et al.2016 WSES guidelines on acute calculous cholecystitis [J]. World J Emerg Surg, 2016, 11: 25.

[5] 王云超，张维璐，王新华. 我国胆石病相关危险因素概述 [J]. 中华老年多器官疾病杂志，2018，17（8）：636-640.

[6] Portincasa P, Moschetta A, Palasciano G. Cholesterol gallstone disease. Lancet, 2006, 15(368): 230-239.

[7] Csikesz N, Ricciardi R, Tseng JF, et al. Current status of surgical management of acute cholecystitis in the United States [J]. World J Surg, 2008, 32: 2230-2236.

[8] Gurusamy K, Samraj K, Gluud C, et al. Meta-analysis of randomized controlled trials on the safety and effectiveness of early versus delayed laparoscopic cholecystectomy for acute cholecystitis [J]. Br J Surg, 2010, 97: 141-150.

[9] Lee SW, Yang SS, Chang CS, et al. Impact of the Tokyo guidelines on the management of patients with acute calculous cholecystitis [J]. J Gastroenterol Hepatol, 2009, 24: 1857-1861.

[10] Yokoe M, Hata J, Takada T, et al. Tokyo Guidelines 2018: diagnostic criteria and severity grading of acute cholecystitis (with videos) [J]. J

Hepatobiliary Pancreat Sci, 2018, 25: 41-54.

[11] Fuks D, Mouly C, Robert B, et al. Acute cholecystitis: preoperative CT can help the surgeon consider conversion from laparoscopic to open cholecystectomy [J]. Radiology, 2012, 263: 128-138.

[12] 雷正明, 罗华良, 甘永贵, 等. 非结石性慢性胆囊炎: 临床转归、诊断与治疗 [J]. 中华肝胆外科杂志, 2005, 11 (6): 366-368.

[13] Charlson ME, Pompei P, Ales KL, et al. A new method of classifying prognostic comorbidity in longitudinal studies: development and validation [J]. J Chronic Dis, 1987, 40: 373-383.

[14] Eakin JL, Bader AM. ASA physical status classification system: Is it consistent amongst providers and useful in determining need for pre-operative evaluation resources?[J]. J Clin Anesth, 2017, 39: 73-74.

[15] Yasuda H, Takada T, Kawarada Y, et al. Unusual cases of acute cholecystitis and cholangitis: Tokyo guidelines [J]. J Hepatobiliary Pancreat Surg, 2007, 14(1): 98-113.

[16] 周宁新. 急性胆囊炎的类型与合理治疗 [J]. 中国实用外科杂志, 2003, 23 (6): 322-323.

[17] Okamoto K, Suzuki K, Takada T, et al. Tokyo Guidelines 2018: flowchart for the management of acute cholecystitis [J]. J Hepatobiliary Pancreat Sci, 2018, 25: 55-72.

[18] 张宇华. 急性胆道感染《东京指南(2018)》拔萃 [J]. 中国实用外科杂志, 2018, 38 (7): 767-774.

[19] Salek J, Livote E, Sideridis K, et al. Analysis of risk factors predictive of early mortality and urgent ERCP in acute cholangitis [J]. J Clin Gastroenterol, 2009, 43: 171-175.

[20] Tsujino T, Sugita R, Yoshida H, et al. Risk factors for acute suppurative cholangitis caused by bile duct stones [J]. Eur J Gastroenterol Hepatol, 2007, 19: 585-588.

[21] Miura F, Okamoto K, Takada T, et al. Tokyo Guidelines 2018: initial management of acute biliary infection and flowchart for acute cholangitis

[J]. J Hepatobiliary Pancreat Sci, 2018, 25: 31-40.

[22] Kiriyama S, Kozaka K, Takada T, et al. Tokyo Guidelines 2018: diagnostic criteria and severity grading of acute cholangitis (with videos) [J]. J Hepatobiliary Pancreat Sci, 2018, 25: 17-30.

[23] Mukai S, Itoi T, Baron TH, et al. Indications and techniques of biliary drainage for acute cholangitis in updated Tokyo Guidelines 2018[J]. J Hepatobiliary Pancreat Sci, 2017, 24: 537-549.

[24] 杨波，麻树人，周文平，等．内镜在治疗高龄高危重症急性胆管炎中的应用 [J]．中华消化内镜杂志，2004，21（5）：339-340.

[25] 程南生，彭其芳．肝内胆管结石合并胆管炎和肝脓肿的治疗 [J]．临床外科杂志，2005，13（7）：408-409.

[26] 李绍强，梁力建，彭宝岗，等．肝内胆管结石合并急性胆管炎的肝切除时机 [J]．中华外科杂志，2006，44（23）：1607-1609.

[27] 王剑明，邹声泉．肝内胆管结石合并胆管炎及肝脓肿的诊治现状 [J]．临床外科杂志，2004，12（12）：765-766.

[28] Kiriyama S, Kozaka K, Takada T, et al. Tokyo Guidelines 2018: antimicrobial therapy for acute cholangitis and cholecystitis [J]. J Hepatobiliary Pancreat Sci, 2018, 25(1): 17-30.

病例 14

胆囊－十二指肠瘘合并胆道感染病例

病例介绍

69 岁男性患者，慢性病程急性发作；急诊入院。

1. **主诉** 反复腹痛 10 余年，再发伴寒战、发热 20 余天。

2. **现病史** 10 余年前有反复腹痛伴发热、黄疸发作病史，均在当地诊所使用"抗生素"治疗，好转后无进一步检查治疗，反复发作。20 余天前开始出现右上腹部隐痛，伴有寒战发热，体温最高达 39.1℃，在当地诊所给予抗感染（具体不详）治疗，可稍好转，但症状反复发作；近 20 天体重下降约 10kg。

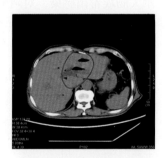

A

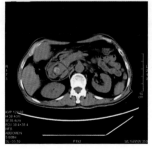

B

图 14-1 CT 见胆总管下段结石，并肝内、外胆管扩张、积气

3. **既往** 有糖尿病病史；余无特殊。

4. **入院体查** T 38.0℃，BP 105/69mmHg，HR 95 次 /min，精神差，消瘦，无明显黄疸，上腹部压痛、肝区叩痛。

5. **辅助检查** 急诊 CT：胆总管下段结石，并肝内、外胆管扩张、积气（图 14-1）；血常规：NE 78.0%，白细胞计数（WBC）18.93×10^9/L；C 反应蛋白（CRP）>200.00mg/L；肝生化：总胆红素（TBIL）49.2μmol/L；直接胆红

素（DBIL）7.1μmol/L；丙氨酸氨基转移酶（ALT）81.9U/L；白蛋白（ALB）24.3g/L，钾（K$^+$）4.34mmol/L，钠（Na$^+$）126.3mmol/L，氯（Cl$^-$）91.7mmol/L；葡萄糖（GLU）23.48mmol/L。

6. 入院诊断　胆总管结石伴急性胆管炎（Grade Ⅱ）；2 型糖尿病；电解质紊乱：低钠低氯血症。

7. 治疗　抗感染（初始经验用药，后根据药敏）；补液、营养支持、纠正水电解质紊乱；监测及控制血糖；监测生命体征及腹部体征变化。因患者长期反复胆道感染并使用抗生素的病史，经验性用药使用三代头孢与 β 内酰胺酶抑制剂的复合制剂，用药前给予抽取血培养，用药 48 小时后患者仍有发热，行 PTCD 胆道减压，细菌培养提示大肠埃希菌感染，对阿米卡星敏感，加用阿米卡星抗感染治疗后，患者感染控制。入院时患者营养状况差，给予营养支持（肠内营养为主），并控制血糖，纠正电解质异常，为下一步病因治疗提供条件。治疗过程体温变化、感染指标变化、治疗及用药情况见图 14-2。

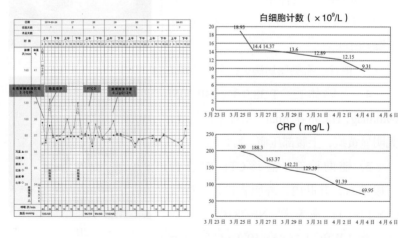

图 14-2　治疗过程体温变化、感染指标变化、用药情况

8. 其他检查　磁共振见门静脉右支及其分支、左支起始部血

栓，胆总管下段结石并其上胆总管、肝内胆管扩张、积气，以肝左叶胆管积气显著（图 14-3）；胃镜见球部胆管内瘘形成（图 14-4）。

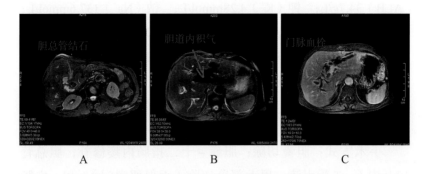

A   B   C

图 14-3 门静脉右支及左支起始部流空效应消失，内见高信号填充，增强扫描呈无强化的充盈缺损。胆总管下端见低信号充盈缺损，其上胆管、肝内胆管扩张、积气，以肝左叶显著

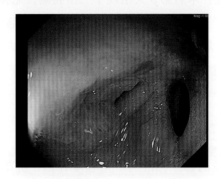

图 14-4 胃镜可见十二指肠明显内瘘口形成，有胆汁流出

9. 最终诊断 胆总管结石伴急性胆管炎（Grade Ⅱ）；胆总管 - 十二指肠内瘘；门静脉炎（伴有门脉右支血栓形成）；2 型糖尿病。

10. 病因治疗 感染控制后 20 余天，评估全身情况后行手术治疗。手术治疗前各项指标：体重较入院前增加 2kg，血常规：NE 46.1%，白细胞计数（WBC）6.71×10^9/L；C 反应蛋白（CRP）

8.30mg/L；肝生化：总胆红素（TBIL）8.2μmol/L；直接胆红素
（DBIL）7.5μmol/L；丙氨酸氨基转移酶（ALT）47U/L；白蛋白
（ALB）34.7g/L； 钾（K^+）4.28mmol/L； 钠（Na^+）137.6mmol/L；
氯（Cl^-）100.7mmol/L；葡萄糖（GLU）6.22mmol/L。

术中见：胆囊萎缩；胆囊 - 十二指肠内瘘（内瘘口位于十二
指肠球部距离幽门约 1.5cm，直径约 3.0cm）；胆管壁厚，炎症重；
十二指肠乳头括约肌明显松弛；十二指肠内瘘口较大且不规整、组
织水肿。

手术方式：胆囊切除；胆囊 - 十二指肠内瘘修补；胆总管
切开取石 +T 管引流；胃大部分切除（无保留幽门）+ 胃 - 空肠
Roux-en-Y 吻合。

术后并发症：术后第 5 天出现十二指肠漏，无腹膜炎，无全身
反应；保守治疗（术后留置引流管持续引流，抗感染药物使用至无
发热、白细胞正常后 3 天，肠外营养逐步过渡到肠内营养）后治愈。

11. 术后随访　术后随访 18 个月，无再发胆管炎表现。

┃ 指南节选及推荐 ┃

急性胆管炎的诊断标准与严重程度评估、抗菌治疗、外科治
疗——急性胆道系统感染的诊断和治疗指南（2011 版）、东京指南
2018 版（TG18）。

诊断标准与严重程度评估：本病例中患者出现高热、腹痛，炎
症反应指标升高，肝功能异常，影像学提示胆管扩张积气，胆总管
结石，诊断急性胆管炎明确；无全身其他器官功能损害，严重程度
中度（Grade Ⅱ）。

抗菌治疗：急性胆管炎的患者应立即使用抗菌药物（A 级推
荐），进行胆汁培养和血液培养（B 级推荐）。选择抗菌剂时，应

考虑目标生物，药代动力学和药效学，局部抗菌谱，抗菌药物使用史，肾脏和肝功能以及过敏和其他不良事件史（建议1，D级）。本例患者因为长期反复胆管炎发作，反复不规范使用抗生素，故抗生素选择胆汁浓度高、抗菌谱广的三代头孢与β内酰胺酶抑制剂的复合制剂，然后根据血培养及胆汁培养结果调整抗感染药物使用；中度急性胆管炎经过抗感染药物治疗无效，需立即进行胆管引流。

外科治疗：中度、重度急性胆管炎通常对于单纯支持治疗和抗菌治疗无效，需行胆管引流。引流方式可选择内镜下支架、鼻胆管引流；或PTCD、内镜下胆管引流，根据各中心具体情况而定，梗阻解除感染控制后，二期手术行病因治疗（D级）。

病例总结

1. 胆囊十二指肠瘘多由慢性结石性胆囊炎所致，胆囊结石没有及时诊断治疗为主要原因。

2. 如发现胆管内大量积气需考虑有胆管肠瘘可能。

3. 内镜是胆囊十二指肠瘘的主要诊断手段。

4. 胆囊十二指肠瘘治疗要求切除胆囊、切除瘘管、修补十二指肠瘘口，难点在于如何妥善处理十二指肠瘘口。

5. 根据情况决定是否行胆道探查术。

评析

该患者诊治流程符合规范，措施得当，治疗效果理想。

其过程中有两个节点值得探讨：①病因治疗的时机选择，患者入院时候胆道感染，消耗明显，体重下降约10kg，血糖控制不佳，局部胆管炎症水肿较重，确定性手术时机是否选择在感染控制、水肿消退后再行手术会更有利？但患者病史为反复发作胆道感染，且存在胆管十二指肠瘘，等待手术过程中也难以保证不发作胆管炎，临床上选择存在一定的困难。②十二指肠瘘口修复的方式：应根据瘘口位置、大小、周围组织水肿情况、胆管具体情况来决定，如瘘口较大、周围组织水肿明显，直接缝合可能漏或者狭窄，可行毕Ⅱ式胃大部分切除，反之可直接修补瘘口必要时加做十二指肠造瘘。本例患者瘘口较大，周围组织水肿明显，且十二指肠乳头括约肌存在明显的松弛，直接修补十二指肠瘘口显然不能解决反流性胆管炎问题，直接修补十二指肠瘘口＋胆肠吻合手术显然比胃大部分切除＋胃－空肠 Roux-en-Y 吻合更复杂且并发症发生率更高，故最终十二指肠瘘口修补方式选择胃大部分切除＋胃－空肠 Roux-en-Y 吻合。

（李晓武　田佩凯）

点评

该病例术前并发症多、病情复杂、处理棘手，整体治疗过程及预后及时、合理、符合原则，取得了满意疗效。

该患者合并了门静脉血栓，尽管不明原因门静脉血栓在胆囊炎和/或胆管炎患者中发生率极低，但既往文献确有报道。可能与感染状态下胆囊静脉炎、微血栓形成相关。除了原发病的治疗，抗凝治疗可能有一定效果。在随访过程中应关注该并发症的恢复情况。

在胆囊结石、胆总管结石的患者中，胃镜检查在一些医院并非常规检查，可能会导致胆囊－十二指肠瘘的漏诊。术者应对一些影像学的间接征象充分重视，如该患者的术前影像提示肝内胆管明显扩张积气，对此类患者行胃镜检查是十分有必要的。

复杂胆道感染的抗生素使用有多种用药方案。该病例使用

了三代头孢与 β 内酰胺酶抑制剂联合阿米卡星治疗。氨基糖苷类药物在革兰氏阴性菌的治疗中耐药性较低，效果较好，但对于老年患者应警惕其耳、肾毒副作用。该患者合并 2 型糖尿病、电解质紊乱，应重视对肾功能的保护，此类患者如无碳青霉烯耐药的情况，选择碳青霉烯类药物可能更为安全。

　　该病例是在急性感染发作后近 1 个月进行手术，术中仍有较重的炎症、水肿，进一步延长手术等待时机是否有助于瘘口修复目前尚无足够的循证医学证据。另外，该患者术中探查时发现十二指肠乳头括约肌明显松弛，此类患者术后易出现胆总管结石复发，许多患者可能最终需接受胆肠吻合手术，在术后随访过程中应关注该问题，长期口服利胆药物可能会有预防作用。

（李秉璐　汤朝晖　张永杰）

| 参考文献 |

[1] 中华医学会外科学分会胆道外科学组. 急性胆道系统感染的诊断和治疗指南（2011 版）[J]. 中华消化外科杂志，2011，10（1）：9-13.

[2] Yokoe M, Hata J, Takada T, et al. Tokyo Guidelines 2018: diagnostic criteria and severity grading of acute cholecystitis (with videos) [J]. Journal of Hepato-Biliary-Pancreatic Sciences, 2018, 25 (1): 17-30.

[3] 张明满，严律南，朱勇. 十二指肠内瘘 45 例临床分析 [J]. 中华肝胆外科杂志，2001（10）：29-31.

[4] 中华医学会外科学分会胆道外科学组，中国研究型医院学会加速康复外科专业委员会，中华外科杂志编辑部. 胆道外科抗菌药物规范化应用专家共识（2019 版）[J]. 中华外科杂志，2019，57（7）：481-487.

[5] Gomi H, Solomkin JS, Schlossberg D, et al. Tokyo Guidelines 2018:

antimicrobial therapy for acute cholangitis and cholecystitis [J]. Journal of Hepato-Biliary-Pancreatic Sciences, 2018, 25 (1): 3-16.

[6] Miura F, Okamoto K, Takada T, et al. Tokyo Guidelines 2018: initial management of acute biliary infection and flowchart for acute cholangitis [J]. Journal of Hepato-Biliary-Pancreatic Sciences, 2018, 25(1): 31-40.

[7] Go W, Yukio I, Taizo H, et al . Tokyo Guidelines 2018: surgical management of acute cholecystitis: safe steps in laparoscopic cholecystectomy for acute cholecystitis (with videos) [J]. Journal of Hepato-Biliary-Pancreatic Sciences, 2018, 25 (1): 73-86.

[8] 任培土，许焕建，鲁葆春，等. 胆囊十二指肠内瘘的诊治分析 [J]. 肝胆胰外科杂志，2004，16（4）: 308-309.

病例 15

复杂肝胆管结石伴胆道感染病例

┃病例介绍┃

患者胆道术后，因"胆道感染"两次入院。

1. 第一次入院

（1）主诉：胆道术后3年，反复上腹痛2年，加重3天。

（2）现病史：3年前患者无明显诱因出现上腹部胀痛，伴寒战、发热及皮肤巩膜黄染，在当地医院诊断为"胆囊结石、胆总管结石"并行"胆囊切除术＋胆总管切开取石术"，术后患者恢复可。2年前患者再次因"肝内外胆管结石"在外院行"右肝病灶切除术＋胆总管切开取石术"，术后仍反复出现上腹痛、寒战、发热等症状，予以抗感染治疗后好转。3天前，患者上述症状再次发作，T_{max} 39.5℃，急诊以肝胆管结石伴急性胆管炎收入院。

（3）查体：神清、皮肤巩膜轻度黄染、T 38.4℃、P 105次/min，R 20次/min，BP 98/65mmHg，右上腹可见长约10cm陈旧性手术瘢痕，腹平软，剑突下及右上腹压痛，无明显反跳痛，肝区叩痛阳性，余无特殊。

（4）实验室检查

血常规：WBC 15.6×10^9/L，NE 92.6%，Hb 99g/L，PLT 60×10^9/L。

肝肾功能：ALT 42U/L，AST 69U/L，AKP 208U/L，GGT 404U/L，TB 43.2μmol/L，DB 38.8μmol/L，白蛋白 25.0mg/L，PCT 0.78ng/ml。

凝血功能：PT 13.7s，INR 1.26。

血气分析：pH 7.47，PaO_2 82.3mmHg，BE −3.3mmol/L。

MRCP：肝内外胆管多发结石，肝内外胆管扩张伴炎症，肝硬化，脾大（图 15-1）。

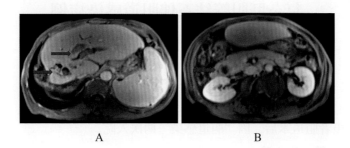

A   B

图 15-1 MRCP 示肝内外胆管多发结石，肝内外胆管扩张伴炎症，肝硬化，脾大

（5）诊断：①肝内外胆管结石；②急性胆管炎（Grade Ⅱ）；③肝硬化；④门静脉高压；⑤脾大；⑥脾功能亢进；⑦肝功能异常；⑧低蛋白血症；⑨轻度贫血；⑩胆道术后。

（6）治疗过程

1）入院初始治疗方案：抗感染（头孢哌酮舒巴坦钠 3g 静脉滴注 每 12 小时一次）、退黄保肝（腺苷蛋氨酸、天晴甘美）、纠正低蛋白血症（人血白蛋白）、营养支持（葡萄糖、高 BCAA 含量的氨基酸）、补液等对症支持治疗。

2）入院第 3 天：患者病情好转，血常规 WBC、NE 基本降至正常。

3）入院第 5 天：患者突发寒战、高热，T_{max} 39.8℃，HR 110 次 /min，WBC 14.9×10^9/L，NE 91.3%，TB 120.2μmol/L，DB 95.4μmol/L。

考虑病情加重，急性化脓性胆管炎（重度）。

治疗方案：抗生素升级（亚胺培南西司他丁 0.5g 静脉滴注 每 6 小时一次）。

PTCD 胆管引流（血、胆汁送细菌培养 + 药敏实验）。

继续营养支持。

4）入院第 10 天：药敏试验提示 G^- 菌阳性（摩氏摩根菌塞氏

亚种），复查血常规 WBC 6.9 × 10⁹/L，NE 78.5%，继续维持抗感染治疗方案不变。

5）入院第 14 天：患者腹痛、黄疸明显好转，体温及血常规正常 3 天以上，复查胆汁培养及血培养阴性，予以出院。

2. 第二次入院（出院半年后）

（1）主诉：胆道术后 3 年余，反复上腹痛 2 年。

（2）现病史：3 年前患者无明显诱因出现上腹部胀痛，伴寒战、发热及皮肤巩膜黄染，在当地医院诊断为"胆囊结石、胆总管结石"并行"胆囊切除术 + 胆总管切开取石术"，术后患者仍反复出现上腹痛、寒战、发热等症状，现为求进一步治疗入院。

（3）查体：神清、皮肤巩膜无黄染，T 36.6℃，P 75 次 /min，R 16 次 /min，BP 114/73mmHg，右上腹可见长约 10cm 陈旧性手术瘢痕，腹平软，无明显压痛及反跳痛，肝区叩痛阴性，余无特殊。

（4）实验室检查

血常规：WBC 5.43 × 10⁹/L，NE 70.3%，Hb 106g/L，PLT 223 × 10⁹/L。

肝肾功能：ALT 31U/L，AST 39U/L，AKP 325U/L，GGT 543U/L，TB 36.5μmol/L，DB 28.2μmol/L，白蛋白 36.1mg/L。

凝血功能：PT 12.4s，INR 1.10。

MRCP：肝内外胆管多发结石，肝内外胆管明显扩张伴炎症，肝硬化，脾大（图 15-2）。

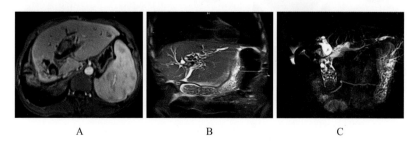

A　　　　　　　B　　　　　　　C

图 15-2　MRCP 示肝内外胆管多发结石，
肝内外胆管明显扩张伴炎症，肝硬化，脾大

（5）诊断：①肝内外胆管结石；②肝硬化；③门静脉高压；④脾大；⑤脾功能亢进；⑥肝功能异常；⑦低蛋白血症；⑧轻度贫血；⑨胆道术后。

（6）术前一天，患者突发寒战、发热，T_{max} 39.2℃，HR 108 次 /min，WBC 15.7×10⁹/L，TB 50.2μmol/L，DB 35.4μmol/L，考虑再次发作急性胆管炎（中度），遂决定急诊行胆道探查引流术。

手术方式：胆总管切开取石 + 术中胆道镜取石 + 肠粘连松解术。

术中见：腹腔内重度粘连，仔细分离粘连，找到胆总管并用空针穿刺确认后，切开胆总管前壁，可见较多脓性胆汁喷出，取石钳取出胆总管及左、右肝管内大量结石；术中胆道镜探查取石，于左、右肝管内取出大量结石及胆泥，胆道镜探查左、右肝管及胆总管通畅，未见明显残余结石及肿瘤。术中胆汁行细菌培养提示产酸克雷伯菌感染。

（7）术后治疗（图 15-3）。

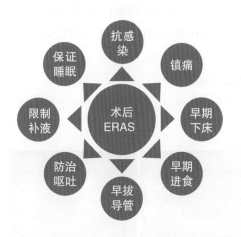

> ➤ 术后第 1 天拔除气管插管，转出 ICU
> ➤ 术后第 2 天下床活动，进食流质饮食，拔除尿管
> ➤ 术后第 4 天拔除腹腔引流管
> ➤ 术后第 6 天顺利出院
> ➤ 出院后继续口服拜复乐 1 周

图 15-3　术后治疗

（8）术后恢复（图 15-4）。

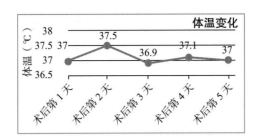

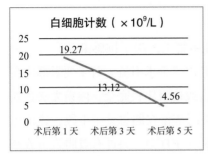 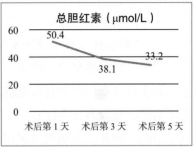

图15-4 术后恢复

（9）术后随访：术后行经T管窦道胆道镜取石3次，随访12个月，共发生胆道感染2次，抗感染治疗后好转。

指南节选及推荐

节选自急性胆道系统感染的诊断和治疗指南（2011版）、东京指南2018版（TG18）。

急性胆管炎的诊断标准与严重程度评估、抗菌治疗、外科治疗——急性胆道系统感染的诊断和治疗指南（2011版）、东京指南2018版（TG18）。

1. 诊断标准与严重程度评估　本病例中患者出现寒战、高热、黄疸及腹痛症状，实验室检查提示炎症反应指标升高、肝功能异常，影像学检查提示胆管扩张，结合上述结果，考虑诊断为急性中度胆管炎。

2. 抗感染治疗 对于所有怀疑急性胆管炎的患者应立即使用抗菌药物，并进行胆汁培养和血液培养。推荐首选含 β-内酰胺酶抑制剂的复合制剂、第三代和四代头孢菌素、单环类药物。如果首选药物无效，可改用碳青霉烯类药物。因此，本例患者起初使用的是头孢哌酮舒巴坦钠抗感染治疗，后根据细菌培养及药敏实验的结果换用亚胺培南继续治疗。

3. 外科治疗 对于急性中度胆管炎，除了抗感染及全身支持治疗以外，建议尽早进行内镜、经皮或手术引流。对于梗阻部位在胆总管上段及肝门部的高位梗阻，或梗阻比较完全，内镜无法达到引流目的，建议首选 PTCD；若梗阻部位在胆总管中下段，建议首选 ENBD。因此，本例患者采用的是 PTCD，通过有效胆管引流及抗感染治疗，患者病情迅速缓解。

▌ 病例总结 ▌

1. 复杂肝胆管结石合并胆道感染的治疗首要考虑解除胆道梗阻，并积极处理原发病灶。

2. 合理的胆管引流（PTCD、ENBD）有助于胆道感染的控制。

3. 抗生素的选择方面可以先经验性用药，然后根据细菌培养及药敏实验的结果调整抗生素。

4. 对于多重耐药菌导致的复杂胆道感染，可考虑多学科合作的治疗方式。

肝胆管结石合并胆道感染是胆道外科的常见病、多发病，但如何规范、合理、彻底的治疗却是一个难题。轻度急性胆管炎可先予以抗感染治疗缓解症状，待炎症控制后再进行彻底性手术。中度急性胆管炎可先予以抗感染等保守治疗，密切观察病情变化，如有加重，及时行胆管减压引流。重度急性胆管炎则需尽早行胆管减压引流。胆管引流可选择内镜、PTCD 引流或手术引流的方式。

该患者诊治流程总体而言符合规范，措施得当，治疗效果也较为满意。

其诊治过程中有两个问题值得探讨：①该患者术前胆管引流的方式及时机，高位胆管梗阻的引流可选择内镜及 PTCD 引流两种方式，各中心应根据自身技术条件以及患者的实际情况选择个体化的引流方式。该患者当时是经 PTCD 成功控制了胆道感染，起到了不错的疗效，但穿刺引流时机是否应适当提前。②确定性手术的方式及时机，患者再次入院时拟行确定性手术，但该患者术前再次发作急性胆管炎，加之腹腔重度粘连，且合并胆汁性肝硬化及门静脉高压，以致处理起来较为棘手，难以完成右肝病灶切除。因此，该例患者是否应经保守治疗彻底控制感染后再行确定性手术会更加有利。

（卢炯　叶辉）

肝胆管结石是胆道外科的常见病、多发病，也是难治病。同时合并胆道感染的处理也较为棘手，如何规范合理的诊治，取决于干预时机、干预方式、抗感染治疗方案的选择以及胆道外科医生的临床经验。对于肝胆管结石合并胆道感染，目前以急性胆道系统感染的诊断和治疗指南（2011 版）、东京指南2018 版（TG18）为主要指导文献。

该患者诊治流程总体而言符合规范，措施得当，治疗效果也较为满意。在其诊治过程中尚有问题值得探讨。

1. 确定性手术治疗的时机 该患者因肝胆管结石反复发作胆道感染，虽可通过抗感染治疗好转，但反复发作会导致肝功能受损、结石病情加重、胆管条件变差，甚至有癌变风险。因此，选择合适的时机进行确定性手术是本例的治疗关键。在感染早期手术可能会造成手术难度加大，围手术期并发症增多等，而延迟手术可能会因反复感染错过合适的手术机会。

2. 胆道感染的干预时机 该患者反复发作胆道感染，虽以轻度胆管炎为多，经抗感染治疗可好转，但仍有数次中度甚至重度胆管炎发作，存在生命风险。因此，在出现中重度胆管炎病情时，应及时通过引流控制胆道感染。而具体选择何种引流方式，也应该根据具体病情决定效果更好的引流方案。对于胆总管梗阻所致的胆管炎，介入与内镜方式均可，但对于高位胆道梗阻，特别是肝内胆管梗阻所致者，PTBD可能效果更好。具体应根据各中心自身技术条件以及患者的实际情况选择。

3. 本例的特殊性 肝胆管结石患者常常有多次手术史，同时因反复发作而导致肝功能受损以及肝硬化门脉高压，因此在行确定性手术时应评估肝硬化门脉高压的程度，做好充分的手术预案。选择最为合适的治疗方案。

（刘厚宝　王坚　张永杰）

参考文献

[1] Kimura Y, Takada T, Strasberg SM, et al. TG13 current terminology, etiology, and epidemiology of acute cholangitis and cholecystitis [J]. J Hepatobiliary Pancreat Sci, 2013, 20: 8-23.

[2] Portincasa P, Moschetta A, Palasciano G. Cholesterol gallstone disease [J].

Lancet, 2006, 15(368): 230-239.

[3] Csikesz N, Ricciardi R, Tseng JF, et al. Current status of surgical management of acute cholecystitis in the United States [J]. World J Surg, 2008, 32: 2230-2236.

[4] Lee SW, Yang SS, Chang CS, et al. Impact of the Tokyo guidelines on the management of patients with acute calculous cholecystitis [J]. J Gastroenterol Hepatol, 2009, 24: 1857-1861.

[5] Yokoe M, Hata J, Takada T, et al. Tokyo Guidelines 2018: diagnostic criteria and severity grading of acute cholecystitis (with videos) [J]. J Hepatobiliary Pancreat Sci, 2018, 25: 41-54.

[6] 张宇华. 急性胆道感染《东京指南（2018）》拔萃 [J]. 中国实用外科杂志, 2018, 38（7）: 767-774.

[7] Salek J, Livote E, Sideridis K, et al. Analysis of risk factors predictive of early mortality and urgent ERCP in acute cholangitis [J]. J Clin Gastroenterol, 2009, 43: 171-175.

[8] Tsujino T, Sugita R, Yoshida H, et al. Risk factors for acute suppurative cholangitis caused by bile duct stones [J]. Eur J Gastroenterol Hepatol, 2007, 19: 585-588.

[9] Miura F, Okamoto K, Takada T, et al. Tokyo Guidelines 2018: initial management of acute biliary infection and flowchart for acute cholangitis [J]. J Hepatobiliary Pancreat Sci, 2018, 25: 31-40.

[10] Kiriyama S, Kozaka K, Takada T, et al. Tokyo Guidelines 2018: diagnostic criteria and severity grading of acute cholangitis (with videos) [J]. J Hepatobiliary Pancreat Sci, 2018, 25: 17-30.

[11] Mukai S, Itoi T, Baron TH, et al. Indications and techniques of biliary drainage for acute cholangitis in updated Tokyo Guidelines 2018 [J]. J Hepatobiliary Pancreat Sci, 2017, 24: 537-549.

[12] Kiriyama S, Kozaka K, Takada T, et al. Tokyo Guidelines 2018: antimicrobial therapy for acute cholangitis and cholecystitis [J]. J Hepatobiliary Pancreat Sci, 2018, 25(1): 17-30.

[13] 中华医学会外科学分会胆道外科学组，中国研究型医院学会加速康复外科专业委员会，中华外科杂志编辑部. 胆道外科抗菌药物规范化应用专家共识（2019 版）[J]. 中华外科杂志，2019，57（7）：481-487.

[14] Ansaloni L, Pisano M, Coccolini F, et al. 2016 WSES guidelines on acute calculous cholecystitis [J]. World J Emerg Surg, 2016, 11: 25.

[15] Kiriyama S, Takada T, Strasberg SM, et al. TG13: Updated Tokyo Guidelines for the management of acute cholangitis and cholecystitis [J]. J Hepatobiliary Pancreat Sci, 2013, 20(1): 24-34.

[16] Gomi H, Takada T, Hwang TL, et al. Updated comprehensive epidemiology, microbiology, and outcomes among patients with acute cholangitis [J]. J Hepatobiliary Pancreat Sci, 2017, 24(6): 310-318.

[17] Gomi H, Solomkin JS, Schlossberg D, et al. Tokyo Guidelines 2018: antimicrobial therapy for acute cholangitis and cholecystitis [J]. J Hepatobiliary Pancreat Sci, 2018, 25(1): 3-16.

[18] Shuntaro Mukai, Takao Itoi, Todd H, et al. Indications and techniques of biliary drainage for acute cholangitis in updated Tokyo Guidelines 2018[J]. J Hepatobiliary Pancreat Sci, 2017, 24 (6): 537-549.

[19] Kiriyama S, Takada T, Hwang TL, et al. Clinical application and verification of the TG13 diagnostic and severity grading criteria for acute cholangitis: an international multicenter observational study [J]. J Hepatobiliary Pancreat Sci, 2017, 24(6): 329-337.

肝切除和肝移植术后胆道并发症合并胆道感染的综合治疗病例

病例介绍

患者肝切除术后胆道并发症行肝移植术，因"胆道感染"反复入院。

1. 第一次入院

（1）患者，男，43岁。

（2）主诉：肝癌肝切除术后11个月，黄疸、间断发热10个月余。

（3）现病史：患者因"原发性肝癌，乙肝肝硬化，门静脉癌栓"2015年3月3日在外院行扩大左半肝切除术＋门脉癌栓取出术。术后1个月患者反复出现发热、黄疸，外院考虑肝管损伤，胆道感染，多次行PTCD引流，抗感染治疗后好转。

（4）既往史：乙肝病史5年，使用恩替卡韦抗病毒治疗。

（5）查体：T 37.8℃，巩膜轻度黄染，腹部可见2枚PTCD引流管，右上腹陈旧性手术瘢痕，腹水征阳性。

（6）实验室检查

血常规：WBC 11.1×10^9/L，Hb 103g/L，PLT 50×10^9/L。

肝肾功能：ALT/AST 24.8/45.9U/L，TB/DB 62.53/41.64μmol/L，ALP/GGT 24.8/45.9U/L，ALB 26.6g/L，Cr 45.3μmol/L。

PCT：20.54ng/ml。

凝血功能：PT 18.9s，APTT 38.6s，INR 1.64。

肿瘤系列：AFP 13.6ng/ml，CA199 5.4U/ml。

腹部强化 CT：肝部分切除术后，肝癌治疗术后；残肝边缘包裹积液；肝硬化，脾大，腹水（图 16-1）。

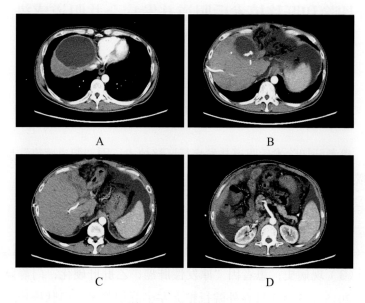

图 16-1 腹部增强 CT

（7）诊断：肝癌肝切除术后；乙型病毒性肝炎，肝硬化，肝功能失代偿期；肝周积液：胆汁瘤？胆道感染；PTCD 引流术后。

（8）治疗过程

1）胆汁培养，结合我院腹腔标本分离病原菌特点（图 16-2），经验性厄他培南抗感染；异甘草酸镁注射液保肝、腺苷蛋氨酸退黄；补充白蛋白、利尿治疗；营养支持治疗。

2）入院第 5 天药敏试验提示阴沟肠杆菌阴沟亚种，根据药敏结果继续使用厄他培南抗感染（图 16-3）。入院第 18 天行原位肝移植术（图 16-4）。手术行经典原位肝移植术，历时 12 小时 30 分钟，病肝腹腔粘连严重，病肝切除耗时 7 小时。病肝左侧断面脓腔引流出 500ml 脓液，脓液送细菌培养。术中失血 1 500ml，输红细

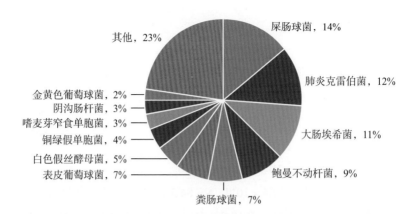

图 16-2 天津市第一中心医院 2015 年腹腔标本分离病原菌的构成比

细菌鉴定结果：阴沟肠杆菌阴沟亚种					
抗生素	MIC(mg/L)	敏感度	抗生素	MIC(mg/L)	敏感度
氨苄西林	≥32	耐药	亚胺培南	1	敏感
氨苄西林/舒巴坦	≥32	耐药	美罗培南	1	敏感
哌拉西林	≥128	耐药	阿米卡星	≤2	敏感
哌拉西林/他唑巴坦	64	中介	庆大霉素	≤1	敏感
头孢唑啉	≥64	耐药	妥布霉素	≤1	敏感
头孢呋辛	≥64	耐药	环丙沙星	≤0.25	敏感
头孢呋辛酯	≥64	耐药	左氧氟沙星	≤0.25	敏感
头孢替坦	≥64	耐药	呋喃妥因	64	中介
头孢他啶	≥64	耐药	复方新诺明	≤20	敏感
头孢曲松	≥64	耐药	头孢哌酮/舒巴坦(纸片法)mm	18	中介
头孢吡肟	2	敏感			
氨曲南	≥64	耐药			

图 16-3 胆汁细菌培养结果

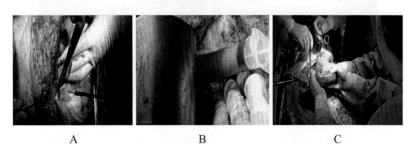

A   B   C

图 16-4 2016 年 3 月 7 日行原位肝移植术

胞 8U，血浆 2 500ml。

3）术后病理：符合肝介入术后改变，肝右后叶可见 2 枚直径约 0.5cm 大小占位性病变，镜下分化程度、组织学类型、细胞学类型不清，坏死彻底。

4）移植术后早期肝功能恢复顺利，术后 7 天肝功能恢复正常。术后 9 天患者发热，体温最高 39℃。

5）肝移植术后 10 天血清学检查

血常规：WBC 11.84×10⁹/L，NE 84.5%，Hb 74g/L，PLT 70×10⁹/L。

肝肾功能：ALT/AST 18.9/8.7U/L，TB/DB 26.89/11.95μmol/L，ALP/GGT 136.6/85.7U/L，ALB 34.6g/L，Cr 56.7μmol/L。

他克莫司（FK506）浓度：6.1ng/ml。

真菌（1-3）-β-D- 葡聚糖：<60pg/ml。

CMV-DNA：<400Copies/ml。

PCT：32.27ng/ml。

胸腹 CT 平扫未见明显异常（图 16-5）。

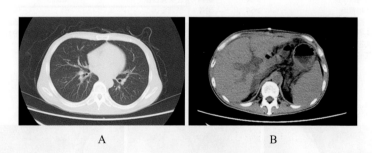

$$\text{A} \qquad\qquad \text{B}$$

图 16-5 肝移植术后 10 天胸腹部 CT 平扫

6）肝移植术中脓液培养：阴沟肠杆菌。结合药敏试验结果，停厄他培南，更换为美罗培南 1.0g 静脉滴注 每 8 小时一次抗感染治疗。患者体温逐渐降至正常。肝移植术后 2 周 T 管造影未见明显异常。美罗培南抗感染治疗 10 天后停用。肝移植术后 3 周患者出院。

2. 第二次住院（肝移植术后5个月）

（1）肝移植术后5个月患者常规复查，腹部CT：肝内多发低密度影，AFP 89.13ng/ml（升高），考虑肝癌肝移植术后复发，2016年8月16日行肝动脉栓塞化疗（表柔比星+载药微球）。患者介入术后反复畏寒、发热，多次腹部CT、血培养未见异常，考虑介入术后反应，予以对症处理。经导管动脉化疗栓塞（TACE）术后23天腹部CT考虑肝脓肿（图16-6）。

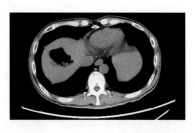

图16-6　TACE术后23天腹部CT

（2）TACE术后23天血清学检查

血常规：WBC 3.84×10^9/L，NE 79%，Hb 87g/L，PLT 45×10^9/L。

肝功能：ALT/AST 127.3/261.1U/L，TB/DB 75.9/70.1μmol/L，ALP/GGT 331.4/119.1U/L，ALB 26.6g/L。

真菌（1-3）-β-D-葡聚糖：<60pg/ml。

巨细胞病毒（CMV）-DNA：<400Copies/ml。

FK506浓度：7.9ng/ml。

PCT：50.33ng/ml。

（3）治疗方案调整：TACE术后24天行肝脓肿穿刺引流，脓液送细菌培养。FK506剂量由1.5mg每12小时一次减量为1mg每12小时一次。厄他培南1.0g静脉滴注每天一次抗感染。患者体温逐渐降至正常。穿刺引流术后5天脓液培养屎肠球菌，加利奈唑胺抗感染。抗感染治疗3周后患者出院。

3. 第三次入院（肝移植术后1年9个月）

（1）主诉：肝移植术后1年9个月，右上腹疼痛10余天。

（2）现病史：10余天前右上腹疼痛，无畏寒、发热。

（3）查体：T 36.7℃，神清，皮肤、巩膜无黄染。腹平软，右上腹陈旧性手术瘢痕，右上腹轻压痛，无反跳痛及肌紧张，余无殊。

（4）血清学检查

血常规：WBC 5.04×10^9/L，Hb 139g/L，PLT 192×10^9/L。

肝功能：ALT/AST 37.9/41.7U/L，TB/DB 17.71/5.28μmol/L，ALP/GGT 137.1/204.3U/L，ALB 42.1g/L。

MRCP：胆管吻合口狭窄、肝门区胆管多发结石、肝内胆管扩张（图 16-7）。

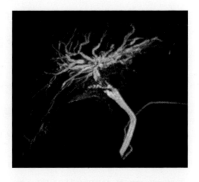

图 16-7　2017 年 12 月 18 日 MRCP

（5）治疗经过

1）2017 年 12 月 20 日：ERCP 检查，导丝不能通过狭窄，取石未成功。

2）2017 年 12 月 21 日：患者畏寒、发热，体温最高至 38.7℃，伴黄疸。

血清学检查：

血常规：WBC 12.66×10^9/L，NE 83.9%，Hb 134g/L，PLT 154×10^9/L。

肝功能：ALT/AST 104.7/141.4U/L，TB/DB 86.6/73.32μmol/L，ALP/GGT 145.0/310.3U/L，ALB 40.7g/L。

FK506 浓度：3.9ng/ml。

3）2017 年 12 月 21 日：FK506 剂量由 1mg 每 12 小时一次减量为 0.5mg 每 12 小时一次，结合我院肝移植术后感染病原菌特点（图 16-8），经验性使用哌拉西林 / 他唑巴坦 4.5g 静脉滴注 每 8 小时一次抗感染。

4）2017 年 12 月 22 日：行 PTCD 置管引流。

5）2017 年 12 月 26 日：肝功能：ALT/AST 19.6/23.3U/L，TB/DB 39.4/32.7μmol/L，ALP/GGT 202.0/307.3U/L，ALB 30.7g/L。

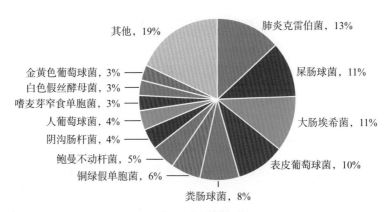

其他，19%

肺炎克雷伯菌，13%

金黄色葡萄球菌，3%
白色假丝酵母菌，3%
嗜麦芽窄食单胞菌，3%
人葡萄球菌，4%
阴沟肠杆菌，4%
鲍曼不动杆菌，5%
铜绿假单胞菌，6%
粪肠球菌，8%

屎肠球菌，11%

大肠埃希菌，11%

表皮葡萄球菌，10%

图 16-8 天津市第一中心医院 2016 年肝移植术后感染病原菌构成比

FK506 浓度：2.3ng/ml。

6）2017 年 12 月 27 日：行 ERCP 取石术（图 16-9），术后留置 ENBD 管。

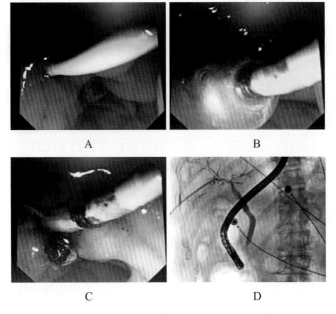

A

B

C

D

图 16-9 2017 年 12 月 27 日行 ERCP 取石术

ERCP 取石术后患者黄疸明显减轻，仍发热，T_{max} 38.5℃，血培养提示嗜麦芽窄食单胞菌。

（6）治疗调整：结合药敏结果，停哌拉西林/他唑巴坦，换用莫西沙星 0.4g 静脉滴注每日一次抗感染 2 周，患者体温逐渐降至正常。

2018 年 1 月 10 日胆道造影未见结石影，拔出 ENBD 管。

（7）定期门诊复诊，肝功能正常，腹部超声未见明显异常。

▌指南节选及推荐▐

节选自急性胆道系统感染的诊断和治疗指南（2011 版）、胆管损伤的诊断和治疗指南（2013 版）、东京指南 2018 版（TG18）。

1. 胆管损伤的诊断、分型及治疗——参考胆管损伤的诊断和治疗指南（2013 版）。

（1）诊断：本病例中患者肝切除术后出现黄疸，实验室检查提示肝功能异常、血清 TBIL 和 ALP 等胆系酶谱升高，提示胆管损伤（4.2 胆管损伤的术后早期诊断）。

（2）分型：本例患者扩大左半肝切除术损伤胆管，为 c 类，Ⅲ型损伤（肝内胆管损伤，5 胆管损伤的临床分型）。

（3）治疗：本病例中，患者胆管损伤多次行 PTCD 引流，长期随访中出现反复胆道感染，予保守治疗 + 胆管引流效果不佳，合并肝功能不全，行肝移植术。

推荐意见 7：胆管损伤应依据损伤的部位、范围和损伤程度等做出合理的分型。Strasberg-Bismuth 分型是目前胆囊切除术后胆管损伤推荐的分型系统（弱，B 级）。

推荐意见 8：胆管损伤确定性治疗方式的选择依赖于损伤的类型；轻微胆管损伤造成的胆汁漏首选内镜和 / 或介入治疗（强，C

级）；严重胆管损伤以及损伤性胆管狭窄，外科手术仍是疗效最为确切的确定性治疗手段（弱，B级）。

推荐意见10：胆管损伤与损伤性胆管狭窄内镜支架治疗1年无效的患者应及时中转手术修复（弱，C级）。

推荐意见20：对于难以修复重建的二级或二级以上肝管损伤，或胆管损伤合并局限性肝脏病变难以通过其他技术手段进行治疗的患者，如未受累区域的肝脏功能代偿充分，可通过规则性肝切除术去除病变的胆管和肝脏组织（强，C级）。

推荐意见21：胆管损伤继发终末期胆病的患者，应联合胆道外科专家、肝移植专家等共同评估再次胆管重建手术的可能性。对于估计无法通过常规技术进行治疗的胆管损伤患者应尽早纳入肝移植等候名单，以降低患者在等待肝移植期间的病死率和肝移植手术后并发症的风险（弱，C级）。

2. 急性胆管炎的诊断标准与严重程度评估、抗菌治疗、外科治疗——急性胆道系统感染的诊断和治疗指南（2011版）、东京指南2018版（TG18）、胆道外科抗菌药物规范化应用专家共识（2019版）。

（1）诊断标准与严重程度评估：本病例中患者多次出现高热、寒战，黄疸，腹痛，炎症反应指标升高，肝功能异常，影像学提示胆管扩张，提示急性胆管炎，结合症状、体征、治疗反应，考虑具体严重程度。

（2）抗菌治疗：包括本例患者在内的所有怀疑急性胆管炎的患者应立即使用抗菌药物（A级推荐），进行胆汁培养和血液培养（B级推荐）。选择抗菌剂时，应考虑目标生物，药代动力学和药效学，局部抗菌谱，抗菌药物使用史，肾脏和肝脏功能以及过敏和其他不良事件史（建议1，D级）。

（3）免疫功能不全患者发生胆道感染时应立即经验治疗，然后根据细菌培养及药物敏感试验结果选择敏感抗菌药物，给药途径以静脉用药为宜，同时治疗免疫功能低下（推荐强度：一般，证据等级：中）。

（4）外科治疗：任何抗菌治疗都不能替代解除胆道梗阻的治疗措施。轻度急性胆管炎经保守治疗控制症状后，根据病因继续治疗。中度、重度急性胆管炎通常对于单纯支持治疗和抗菌治疗无效，需要立即行胆管引流。首选内镜下的胆管引流术（A 级推荐）。如果患者内镜下胆管引流和 PTCD 失败，或存在禁忌证时，可考虑行开腹胆管引流术，先放置 T 管引流解除梗阻，待二期手术解决胆道梗阻病因（4 级）。

▌病例总结▌

1. 胆管损伤合并胆道感染治疗优先考虑胆道感染的严重程度，以控制严重感染为首要目标。

2. 内镜和介入治疗有助于胆管损伤合并胆道感染的控制。

3. 肝切除术后胆管损伤合并感染，保守治疗无效，不能再次肝切除时，需考虑肝移植。

4. 低免疫状态下胆道感染，需调整患者免疫功能，依据病情和培养结果，个体化选择抗菌药物。

5. 积极引流和原发病治疗，是成功控制感染的前提条件。

评析

胆管损伤是胆道外科的难点之一。有 0.8% 的胆管损伤患者最终需行肝移植治疗，主要适应证为肝动脉或门静脉损伤所致的急性肝功能衰竭或经过多次外科手术和介入治疗无效并发展为慢性肝功能衰竭，移植术后 5 年生存率为 68%～75%。本例患者为扩大左半肝切除术合并胆管损伤，反复保守＋胆管引流效果不佳，逐渐出现肝功能不全，最终行肝移植术。胆管损伤常合并感染，而难以控制的感染是肝移植禁忌证。本例患者肝移植术前给予充分的抗菌治疗，肝移植手术也彻底清除脓肿病灶。患者肝移植术后 9 天发热，排除真菌感染、病毒感染、急性排斥反应，考虑为长期抗菌治疗后耐药，结合药敏实验，更换敏感抗菌药物，最终控制感染痊愈出院。

前瞻性研究发现，肝移植是肝脓肿最强的危险因素。肝移植人群中的肝脓肿是罕见的威胁生命的并发症，死亡率可高达 30%，主要与肝动脉血栓形成、胆管狭窄、胆管炎、活体供肝移植、心脏死亡后捐献（DCD）、肝活检和糖尿病等有关。本例患者为载药微球及表柔比星介入治疗后形成肝脓肿，分析原因主要为：①肝内胆管的血供来自于伴行的肝动脉分支，载药微球栓塞损伤了胆管血管网，导致肝内胆管部分坏死，肠道内细菌经胆管进入坏死区域，进而形成肝脓肿；②肿瘤周围门脉血供内带来的肠道细菌侵入肿瘤坏死区域内，使肝脓肿形成的风险进一步加大。本例患者在积极抗菌治疗，充分引流同时下调免疫抑制剂剂量，提高患者免疫功能，促进患者痊愈。

肝移植后多达 35% 的患者出现胆道并发症。胆管吻合口狭窄是肝移植术后常见的胆道并发症，发生率高达 11.7%～15.6%。内镜治疗是肝移植术后胆管吻合口狭窄的首选方法。如果内镜治疗时导丝难以通过胆管狭窄部位，可考虑先行 PTCD，再联合内镜对接治疗。本例患者首次内镜治疗导丝难以通过狭窄的吻合口，内镜治疗后诱发急性胆管炎，紧急行 PTCD 引流，同时加用经验性抗菌治疗。择期再次内镜治疗成功取出胆管结石，缓解胆管吻合口狭窄。患者黄疸迅速减轻，但发热症状仍存在。血培养提示嗜麦芽窄食单胞菌感染。文献报道，静脉置管、机械通气、长期住院、基础疾病及先前抗菌药物的使用是引起嗜麦芽窄食单胞菌医院感染的危险因素。肝移植也是嗜麦芽窄食单胞菌医院感染的重要危险因素。研究显示，嗜麦芽窄食单胞菌对左氧氟沙星敏感率为96.2%，环丙沙星敏感率为92.3%，替卡西林/克拉维酸敏感率为80.8%。本例患者在换用莫西沙星抗菌治疗后体温逐渐正常。

（王建　张雅敏）

点评

　　胆管损伤一直是胆道外科医师最大的痛，随着腹腔镜胆囊切除术的开展与普及，胆管损伤发生率较前明显升高。有数据表明其发生率在0.2%~0.4%，约1/3的普外科医生在其职业生涯中会遇到1~2次胆管损伤。而胆管损伤若发现不及时，处理不当，可能会造成患者反复接受手术或介入治疗，甚至肝移植，称之为"胆道残疾"，其死亡率将提高2~3倍。按规范治疗胆道疾病是预防胆道损伤的关键，而一旦发生胆管损伤，也应充分评估病情后，制订最为合适的个体化的确定性修复方案。

　　胆管损伤合并胆道感染将极大地增加成功修复的难度，应将控制胆道感染，改善局部胆管条件作为首要目标，以期为修复性手术提供机会。联合抗感染治疗的内镜或介入干预，有助于胆道感染的控制，但应根据患者具体的损伤部位、感染情况等选择合适的个体化治疗方案。

　　本病例因胆管损伤经评估后最终行肝移植治疗，但由于肝移植患者的低免疫状态，其合并胆道感染后，对于抗感染治疗有其特殊性，但有药敏结果之前的经验性治疗阶段，除常规的抗感染治疗方案外，还应警惕真菌、病毒等特殊病原体的感染以及排斥反应。在抗感染治疗同时，也需评估患者胆管情况，有无梗阻或狭窄病情，并选择合理的引流方式进行引流。

（洪德飞　刘厚宝　王坚）

┃ 参考文献 ┃

[1] 李相成，季顾惟. 高位胆管损伤的修复策略 [J]. 中华普通外科杂志，2017，32（8）：649-653.

[2] 李相成，江王杰. 医源性胆管损伤分型及其意义 [J]. 中国实用外科杂志，2018，38（9）：985-988.

[3] Ciardullo M, Mattera J, Ardiles V, et al. Experience using liver transplantation for the treatment of severe bile duct injuries over 20 years in Argentina: results from a National Survey [J]. HPB (Oxford), 2011, 13: 544-550.

[4] Loinaz C, González EM, Jiménez C, et al. Long-term biliary complications after liver surgery leading to liver transplantation [J]. World J Surg, 2001, 25: 1260-1263.

[5] Lauterio A, De Carlis R, Di Sandro S, et al. Liver transplantation in the treatment of severe iatrogenic liver injuries [J]. World J Hepatol, 2017, 9(24): 1022-1029.

[6] Lubikowski J, Chmurowicz T, Post M, et al. Liver transplantation as an ultimate step in the management of iatrogenic bile duct injury complicated by secondary biliary cirrhosis [J]. Ann Transplant, 2012, 17: 38-44.

[7] Parrilla P, Robles R, Varo E, et al. Spanish Liver Transplantation Study Group. Liver transplantation for bile duct injury after open and laparoscopic cholecystectomy [J]. Br J Surg, 2014, 101: 63-68.

[8] Leale I, Moraglia E, Bottino G, et al. Role of Liver Transplantation in Bilio-Vascular Liver Injury After Cholecystectomy [J]. Transplant Proc, 2016, 48: 370-376.

[9] 孙雁，于立新，刘懿禾. 肝移植围术期的预防性抗菌药物应用 [J]. 实用器官移植电子杂志，2019，7（6）：449-453.

[10] 刘剑戎，易慧敏，杨扬. 肝移植术后严重感染的治疗与预防 [J]. 肝胆外科杂志，2017，25（4）：252-254.

[11] 阳文俊，覃山羽，姜海行，等. 肝移植术后胆管吻合口狭窄内镜胆

道支架治疗 [J]. 中国内镜杂志，2016，22（7）：78-84.

[12] 李涛，卢祎，金正，等. 肝移植术后胆道狭窄合并胆管结石的内镜下治疗 [J]. 中华消化内镜杂志，2017，34（5）：343-345.

[13] 李名安，吴春，罗骏阳，等. 经皮介入治疗在肝移植术后胆道并发症中的应用探讨 [J]. 中华器官移植杂志，2017，38（3）：165-171.

[14] 张诚，杨玉龙，吕毅，等. 胆道内镜在治疗肝移植术后吻合口狭窄中的应用 [J]. 中华肝胆外科杂志，2015，21（9）：608-611.

[15] Justo I, Jiménez-Romero C, Manrique A, et al. Management and Outcome of Liver Abscesses After Liver Transplantation [J]. World J Surg, 2018, 42 (10): 3341-3349.

[16] Nikeghbalian S, Salahi R, Salahi H, et al. Hepatic abscess: a rare complication after liver transplant [J]. Clin Transplant, 2016, 30(10): 1230-1235.

[17] 熊日晖，蔡秋程，丁晨，等. 肝移植术后肝脓肿的诊治体会（附 8 例报道）[J]. 中国普外基础与临床杂志，2014，21（12）：1531-1536.

[18] 朱孟超，张庆桥，徐浩，等. CalliSpheres 载药微球治疗原发性肝癌并发肝脓肿 4 例分析 [J]. 介入放射学杂志，2020，29（9）：939-941.

[19] 高杨，李肖山，张升宁，等. 心脏死亡后器官捐献肝移植患者术后胆道吻合口狭窄影响因素及治疗策略 [J]. 中华肝胆外科杂志，2020，26（9）：678-682.

[20] Cantù P, Tarantino I, Baldan A, et al. Endo-therapies for biliary duct-to-duct anastomotic stricture after liver transplantation: Outcomes of a nationwide survey [J]. Liver Int, 2019, 39(7): 1355-1362.

[21] 胡苏球，杨青，杜小幸，等. 15 例肝移植患者嗜麦芽窄食单胞菌败血症的临床分析 [J]. 中华临床感染病杂志，2008，1（4）：210-213.

[22] 王芳，鲁巧云，胡凤琪，等. 医院感染嗜麦芽窄食单胞菌危险因素的 Meta 分析 [J]. 中国感染控制杂志，2020，19（2）：131-136.

[23] Anđelković MV, Janković SM, Kostić MJ, et al. Antimicrobial treatment of Stenotrophomonas maltophilia invasive infections: Systematic review [J]. J Chemother, 2019, 31(6): 297-306.

病例 17

胆管癌术前自发性肝内胆管破裂合并胆道感染诊治体会

病例介绍

患者，女，65 岁。

1. **主诉**　上腹胀痛伴发热 2 天余。

2. **现病史**　2 天前无明显诱因出现上腹部胀痛伴发热，体温最高达 39.4℃，皮肤、巩膜轻度黄染，于当地医院检查 B 超提示："胆总管扩张伴异常回声"，经禁食、禁水、抗炎补液后转入我院。

3. **查体**　T 37.8℃、P 90 次 /min, R 16 次 /min, BP 110/75mmHg。皮肤巩膜轻度黄染，腹肌软，上腹轻压痛，未及反跳痛，其余正常。

4. **实验室检查**

血常规：白细胞 6.64×10^9/L，中性粒细胞 90%，血小板计数 121×10^9/L。

肝功能：TB 59.00μmol/L，DB 27.79μmol/L，ALP 195.20U/L，GGT 150.90U/L，ALT 125.17U/L，AST 41.90U/L，ALB 38.5g/L。

炎症因子：PCT 6.45ng/ml, IL–6 19.610pg/ml, CRP 256.546mg/L。

肿瘤标志物：CA199 155.67U/ml。

血培养：阴性（－）。

腹部超声检查提示："肝左叶外侧囊性占位约 5.7cm×6.4cm×3.7cm，慢性胆囊炎，囊壁厚约 0.4cm。肝内外胆管轻度扩张、胆总管结石及胆泥沉积。右肝内Ⅲ级胆管内径约 0.17cm，左肝内Ⅲ级胆管内径约 0.19cm，胆总管内径 1.1cm，内透声差，结石约 0.6cm×0.5cm。"

CT检查提示："肝胃间隙囊性病变，考虑化脓性感染，肝左叶外侧段来源可能，大小约3.86cm×6.05cm；胆总管壁增厚，考虑炎症所致，继发肝内外胆管扩张"（图17-1）。

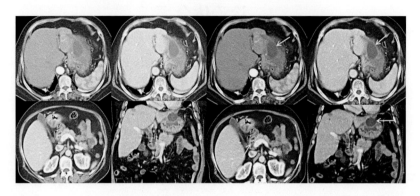

图17-1 入院CT检查（左下图箭头所指为胆总管壁增厚，余箭头所指为肝胃间隙囊性病变）

5. 初步诊断 肝胃间隙占位性病变；肝胃间隙脓肿？梗阻性黄疸；胆总管结石；急性胆管炎（轻度）。

6. 治疗过程 注射用厄他培南静脉输注1g，每日一次抗感染治疗，动态复查感染指标，保肝、稳定内环境，完善术前准备。

7. 治疗效果 经抗感染治疗，患者血象逐渐恢复正常，降钙素原明显下降，体温波动数日后恢复正常（图17-2～图17-5）。

8. 手术治疗 入院2周后行腹腔镜＋胆道镜探查术，术中见肝胃间隙囊性占位，穿刺证实胆漏合并感染。胆道镜探查见胆总管结石，取出结石后见胆总管下段新生物，决定中转开腹。行肝胃间隙脓肿清除，并经胆管加压注射亚甲蓝确定胆漏位置，修补肝创面胆漏处。胆总管下段肿瘤活检提示见异形细胞，具体待免疫组化。术中诊断为"胆总管下段肿瘤"，行胰十二指肠切除术。肝创面留置双套管冲洗引流管一组，于胆肠吻合口后方、胰肠吻合口后方和胰肠吻合口前方常规留置腹腔引流管各一根。

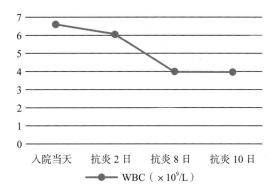

图 17-2　白细胞变化趋势

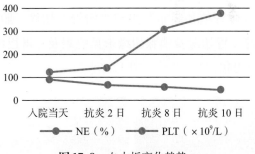

图 17-3　血小板变化趋势

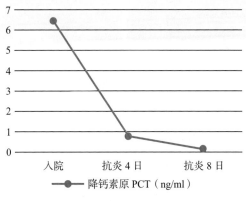

图 17-4　降钙素原变化趋势

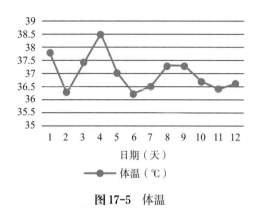

图 17-5　体温

9. 术后病理　"胆总管中 – 低分化腺癌，灶区呈印戒细胞癌改变，癌侵及胆管壁外膜脂肪组织；胆管上切缘、胆总管切缘、十二指肠切缘、胃切缘及胰腺切缘未见癌累及；淋巴结见癌转移（3/11）；免疫组化: D: CK+"（图 17-6）。

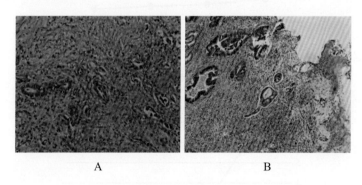

图 17-6　病理切片

10. 最后诊断　胆管恶性肿瘤（$pT_2N_1M_0$ ⅡB 期）；自发性肝内胆管破裂；肝胃间隙脓肿；胆总管结石；慢性胆囊炎；急性胆管炎（轻度）。

11. 术后治疗　注射用厄他培南静脉输注 1g，每日一次抗感染治疗，并给以补液、营养支持治疗，术后肝创面有少量脓液及脱落坏死组织引出，给予创面引流管间断腹腔灌洗治疗。

12. 术后转归情况

（1）患者术后 3 天通气，开始给予肠内营养支持治理，引流液淀粉酶正常，术中脓液细菌学培养（表皮葡萄球菌），继续原抗生素治疗方案，肝断面引流管少量引流液（＜50ml），停止腹腔灌洗治疗。术后 5 天开始全流质饮食。术后 7 天复查 CT 提示：小网膜囊积液（图 17-7）。

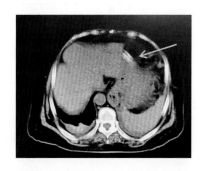

图 17-7　术后 7 天 CT（箭头所指为小网膜囊积液）

（2）术后 10 天，肝创面引流管引流量＜10ml/d（淡黄清澈），余引流管无明显积液引出，引流液细菌培养提示屎肠球菌。患者频繁呕吐，呕吐物为胃内容物，考虑为胃排空功能障碍，给予禁食、针灸、口服胃肠动力药物治疗。术后 12 天腹部 B 超检查提示引流管周无明显积液，拔除胆肠吻合后方、胰肠吻合口后方引流管。

（3）术后 20 天，呕吐缓解，开始进半流质饮食。反复引流液细菌培养（-），体温及降钙素原降至正常（图 17-8、图 17-9），

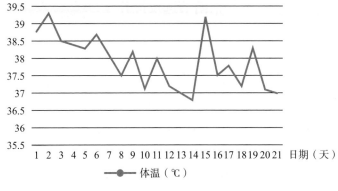

图 17-8　术后体温变化情况

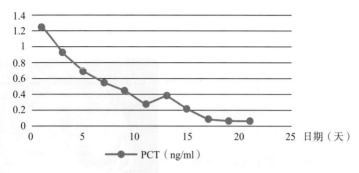

图 17-9 术后降钙素原（PCT）变化趋势

停抗生素治疗。肝创面引流管无
积液引出，B 超提示引流管周无
明显积液，拔除肝创面引流管。

（4）术后 25 天：复查 CT：
积液较前明显吸收（图 17-10），
患者出院。

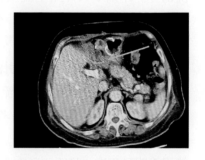

图 17-10 术后 25 日 CT（箭头所
指为小网膜囊积液较前吸收）

| 指南节选及推荐 |

节选自东京指南 2018 版（TG18）、CSCO 胆道系统肿瘤诊断
治疗专家共识（2019 年版）。

1. 胆管癌的诊断、分期及手术治疗——CSCO 胆道系统肿瘤
诊断治疗专家共识（2019 年版）。

（1）诊断：本例患者出现梗阻性黄疸，CT 提示胆总管壁增厚，
根据术中胆道镜检查明确为远端胆管癌（1.1BTC 的诊断原则）。

（2）分期：根据肿瘤位置及术后病理，本病例分期为胆管恶性肿瘤（$pT_2N_1M_0$ ⅡB 期，2BTC）。

（3）手术治疗：明确为远端胆管癌后，行胰十二指肠切除术（3.4.2 手术方式选择）。

推荐意见 8：淋巴结清扫，肝内胆管癌淋巴结转移率超过 30%，淋巴结转移是预测患者预后的重要指标，建议常规行区域淋巴结清扫（包括肝十二指肠、肝动脉和胰头周围），检出淋巴结数目建议不得少于 6 枚（证据等级 2A）。

推荐意见 19：根治性的 R0 切除是患者唯一获得治愈的有效手段，术中对于胆管切缘、胰管切缘需进行术中冷冻病理检查，确认切缘未见肿瘤累及（证据等级 1A）。

推荐意见 20：对于远端胆管癌，建议行胰十二指肠切除术，切缘保证阴性（证据等级 2A）。

2. 急性胆管炎的诊断标准与严重程度评估、抗菌治疗、外科治疗——东京指南 2018 版（TG18）。

（1）胆管炎诊断标准与严重程度评估：本病例中患者出现高热，黄疸，腹痛，炎症反应指标升高，肝功能异常，影像学提示胆总管结石、胆管扩张，提示急性胆管炎，根据 TG18 急性胆管炎严重程度分级为 GradeⅠ（1 级）。

（2）抗菌治疗：包括本例患者在内的所有怀疑急性胆管炎的患者应立即使用抗菌药物（A 级推荐），进行引流液培养和血液培养（B 级推荐）。选择抗菌剂时，应先根据当地的流行病学经验用药，在明确细菌种类后将抗生素改为敏感药物，这也被称为降阶梯用药原则。

（3）外科治疗：任何抗菌治疗都不能替代解除胆道梗阻的治疗措施。轻度急性胆管炎经保守治疗控制症状后，根据病因继续治疗。Ⅰ级（轻型）患者，抗生素治疗，效果不佳需考虑胆管引流（A 级推荐）。

▌病例总结▐

1. Ⅰ级（轻型）患者，抗生素治疗，效果不佳需考虑胆管引流。
2. 肝周囊性占位伴发热等感染症状者，需考虑肝内胆管自发性破裂继发感染可能。
3. 肝内胆管自发性破裂多为继发性改变，需明确胆道是否梗阻及梗阻原因。

析评

肝门部或肝外胆管癌患者多可出现黄疸，黄疸随时间延长而逐渐加深，大便色浅、灰白，尿色深黄及皮肤瘙痒，常伴有倦怠、乏力、体重减轻等全身表现。右上腹痛、畏寒和发热提示伴有胆管炎。

该患者诊治流程总体而言符合规范，措施得当，治疗效果也令人满意。

其过程中有两个节点值得探讨：①术前评估中，超声提示胆管结石，CT发现肝胃间隙囊性病变，考虑化脓性感染，故首先考虑为胆管结石造成的胆管炎。但是CT检查同时也提示了胆管壁增厚，故应考虑到胆管肿瘤可能，术前再完善胆道MRCP检查或EUS胆道扫查是否能进一步明确术前诊断，为后续手术提供依据。②手术方案的选择，按术前的诊断考虑为胆总管结石、胆管炎、肝胃间隙脓肿，选择了腹腔镜胆总管探查＋腹腔脓肿引流术，如排除术中意外发现胆管肿瘤情况，按照微创手术理念，行ERCP胆道取石＋腹腔穿刺脓肿引流术是否更加合适。总之，慎于术前，精于术中，勤于术后。

（苏力担卡扎·仇曼　何铁英　陈启龙）

点 评

　　这是一例十分罕见的胆囊癌合并肝内胆管破裂，肝胃间隙脓肿的病例，该患者术前经厄他培南抗感染后，行腹腔镜与胆道镜探查，然后根据术中胆道镜肿瘤活检见异型细胞即行胰十二指肠切除手术。笔者认为术前在肝胃脓肿穿刺引流的基础上联合抗生素治疗更为合理，一方面可取得脓液的细菌培养结果，有利于选择敏感抗生素，同时也符合感染的治疗原则。另一方面术前 CT 提示胆管壁增厚，CA199 升高，但因胆管结石与肝胃间隙脓肿掩盖了肿瘤的表现。如果在充分引流与抗感染的基础上，再行全面的术前评估，可能术前能明确胆总管癌的诊断，而不会仅凭术中胆管异型性细胞的病理诊断贸然行胰十二指肠切除手术。一般情况下，我们不提倡在感染未控制的情况下行胰十二指肠切除这样的大手术，对于腹腔感染的治疗更提倡在引流的基础上使用敏感抗生素，任何抗生素不能替代有效的引流。此病例肝内胆管破裂原因不明，是否与因胆道感染引起的肝脓肿向小网膜囊破溃有关，值得讨论。肝胃间隙的感染是引起胃瘫的常见原因，应保持引流通畅，对于老年患者，可预防性放置空肠营养管。

（洪德飞　王坚　王健东）

参考文献

[1]　Miura F, Okamoto K, Takada T, et al. Tokyo Guidelines 2018: initial management of acute biliary infection and flowchart for acute cholangitis [J]. J Hepatobiliary Pancreat Sci, 2018, 25(1): 31-40.

[2]　CSCO 胆道肿瘤专家委员会. CSCO 胆道系统肿瘤诊断治疗专家共识

（2019 年版）[J]. 临床肿瘤学杂志，2019，24（9）：828-838.

[3] 国际肝胆胰学会中国分会，中华医学会外科学分会肝脏外科学组.
胆管癌诊断与治疗 - 外科专家共识 [J]. 临床肝胆病杂志，2015，31
（1）：12-16.

[4] 苏敬博，张健，金哲川，等.《2020 年 NCCN 肝胆肿瘤临床实践指
南（V1 版）》胆管癌诊治进展解读 [J]. 西部医学，2020，32（7）：
946-964.

病例 18

肝门部胆管癌合并胆道感染的诊治

病例介绍

1. **主诉** 患者，男，71 岁，因"腹痛 1 个月余，加重伴皮肤、巩膜黄染 4 天"入院。

2. **现病史** 患者 1 个月余前无明显诱因出现右上腹隐痛，自行服用布洛芬可缓解，进食油腻食物和饮酒后可加重。4 天前患者腹痛加重，伴皮肤、巩膜黄染，当日夜间来我院急诊，查 ALT 279U/L，查全腹 CT 平扫提示：胆囊小结石、右肾结石。予解痉止痛等对症治疗后好转，次日查 ALT/AST 557/308U/L，TB/DB 52.8/41.1μmol/L，门诊拟"腹痛待查，肝功能异常"收治入院。

3. **体格检查** 神清，皮肤、巩膜黄染，T 37.2℃，P 73 次 /min，R 14 次 /min，BP 114/63mmHg，浅表淋巴结未及明显肿大，未见肝掌，无蜘蛛痣，两肺呼吸音清，未及明显干湿啰音，心律齐，未闻及病理性杂音，腹稍膨隆，软，右上腹压痛，无反跳痛，肝肋下未及，移动性浊音阴性，肠鸣音 4 次 /min，神经系统检查未见明显异常。

4. **实验室检查**

血常规：WBC 3.7×10^9/L，NE 64.5%，Hb 152g/L，PLT 174×10^9/L。

肝肾功能：ALT/AST 308/114U/L，TB/DB 125.8/113.0μmol/L。

肿瘤标记物：CA199 86.1U/ml。

其他血液学检查未见明显异常。

5. **影像学检查** 肝胆增强 MRI 和 MRCP：肝门部胆管壁增

厚，肿瘤性病变首先考虑，伴肝内胆管扩张；肝门部、腹膜后多枚增大淋巴结（图 18-1）。

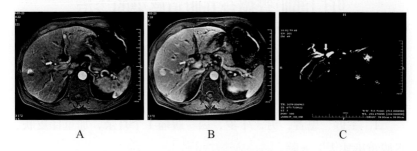

A   B   C

图 18-1 肝胆增强 MRI 和 MRCP

肝脏增强 CT 及体积测定：标准化残余肝脏体积 / 全肝体积（RLV/TLV）36.5%（图 18-2）。

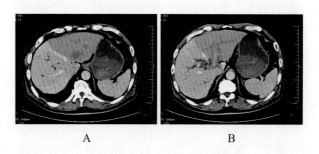

A   B

图 18-2 肝脏增强 CT 及体积测定

PET-CT：肝门部胆管壁增厚结节状，FDG 代谢增高，肝门区、胰头周围、腹膜后多发增大淋巴结，FDG 代谢轻度增高。

6. 病程变化　患者入院后第 3 天开始连续高热，WBC 12×10^9/L，TB/DB 200.0/178.3μmol/L，评估为中度急性胆管炎，予以哌拉西林钠他唑巴坦钠 4.5g 每 8 小时一次抗感染治疗。

7. 诊断　肝门部胆管癌（Bismuth-Corlette Ⅲ A 型）、胆道感染、高血压病（2 级，极高危组）、2 型糖尿病。

8. 多学科会诊（MDT） 患者诊断首先考虑肝门部胆管癌（Bismuth Corlette ⅢA型），目前总胆红素仍高达200.0μmol/L，且存在明显的胆道感染，左肝体积无法满足生理使用。建议先控制感染，必要时行胆管引流，改善左肝功能；待总胆红素降至85μmol/L以下，建议行右支门静脉栓塞术（PVE）；PVE术后1个月评估左肝体积增生情况，如标准化RLV/TLV>40%，建议行右半肝切除+全尾状叶切除+区域淋巴结清扫术。

9. 治疗经过

（1）ERCP术：造影见右肝内胆管扩张，肝门部胆管线性狭窄，左肝管和肝内胆管未显影。循左右肝管导丝植入胆管细胞刷刷检狭窄段胆管送细胞学检查；循导丝分别置入左肝管和右肝管胆管塑料支架，胆汁送培养。

（2）患者ERCP术后第1天体温恢复正常，3天后胆管刷片病理：找到癌细胞。3天后复查生化：ALT/AST 68/39U/L，TB/DB 110.3/99.1μmol/L。

（3）患者ERCP术后8天再次出现发热，体温最高39.2℃，伴畏寒。CRP升高：85.69mg/L，TB/DB再次升高：143.1/117.3μmol/L。考虑胆道感染可能，予头孢哌酮舒巴坦2g每8小时一次抗感染。

（4）次日行左侧PTCD术：左外下支肝内胆管置入8F引流导管。送胆汁培养：肺炎克雷伯菌，改亚胺培南西司他丁钠0.5g每8小时一次+利奈唑胺600mg每12小时一次。

（5）1周后患者血清总胆红素降至83.1μmol/L，遂行选择性右侧门静脉栓塞术（PVE）（图18-3）：B超引导下经皮穿刺左侧肝内门静脉成功后，再通过导丝交换入5F血管鞘，置入导管于门静脉主干造影，造影后用微导管超选至门静脉右支及其分支，经导管注入可控弹簧圈及混有超化碘油的外科医用胶数毫升栓塞门静脉右支及其肝段分支，栓塞后再次造影，证实门静脉右支及主要分支完

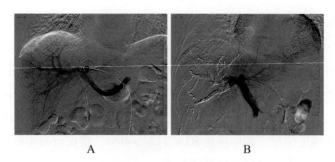

图18-3 选择性右侧门静脉栓塞术（PVE）

全闭塞，栓塞后再用微弹簧圈将穿刺道栓塞。PVE术后3天，患者无发热及其他特殊不适，予以出院。

（6）患者出院后6天，因腹痛伴发热再次入院，T 39.6℃，查ALT/AST 48/32U/L，TB/DB 167.2/141.7μmol/L，CRP 115.87mg/L，CA199 958.5U/ml。胆汁送培养：液化沙雷菌，予亚胺培南0.5g每8小时一次＋替考拉宁400mg每12小时一次抗感染；行右侧PTCD：右肝内胆管置入8F导管，胆汁送培养：嗜麦芽寡养单胞菌，肺炎克雷伯菌。感染控制＋胆红素下降后带管出院。

10. PVE术后1个月余再次入院评估

（1）实验室检查

血常规：WBC 3.2×10^9/L，NE 68.5%，Hb 115g/L，PLT 163×10^9/L。

血生化：ALT/AST 68/54U/L，TB/DB 43.7/35.0μmol/L。

肿瘤标记物：CA199 123.6U/ml。

（2）基于薄层CT的三维重建：直接RLV/TLV 47.6%，肝左动脉和门静脉左支肿瘤未累及（图18-4）。

（3）手术：右半肝切除＋全尾状叶切除＋区域淋巴结清扫（图18-5）。

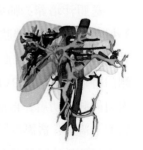

图18-4 基于薄层CT的三维重建

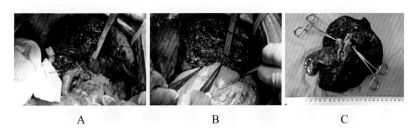

图 18-5 右半肝切除 + 全尾状叶切除 + 区域淋巴结清扫手术

（4）术后病理和分期：右半肝 + 尾状叶 + 胆囊标本：大体类型：硬化型；肿瘤大小：3.5cm × 2.1cm；组织学类型：胆管细胞癌（腺癌）；切缘：左肝管切缘阴性，下切缘阴性；淋巴结转移情况：（7、8、9、12 组）淋巴结见转移癌（1/11），（13 组）淋巴结未见转移癌（0/2）。

（5）术后治疗

1）多模式镇痛，预防术后恶心、呕吐（PCA 泵 + 全身性 NSAID 药物）。

2）抗生素：术后予头孢哌酮舒巴坦 2.0g 每 12 小时一次抗感染（5 天）。

3）早期活动、物理 + 化学预防 VTE（间歇充气加压装置、低分子肝素皮下注射）。

4）营养支持：能量 25 ~ 30kcal/（kg·d），蛋白（氨基酸）：1.0 ~ 1.5g/（kg·d），术后 1 天开始饮水，口服肠内营养逐渐过渡正常饮食。

5）术后病情变化：术后无明显发热；术后出现胆漏，腹腔引流管 100ml/d 黄褐色液体；术后 1 周出现切口感染，采用负压封闭引流（VSD）引流装置治疗；术后 17 天出院。

6）术后随访：随访 13 个月，口服卡培他滨辅助化疗，目前未见肿瘤复发。

11. 治疗回顾　见图 18-6。

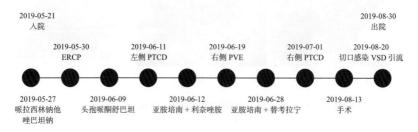

图 18-6　治疗回顾

指南节选及推荐

节选自肝门部胆管癌诊断和治疗指南（2013 版）、肝门部胆管癌规范化诊治专家共识（2015）、美国癌症联合会（AJCC）癌症分期手册第 8 版"肝门部胆管癌"、2015 美国肝胰胆协会（AHPBA）专家共识声明：肝门部胆管癌。

1. 肝门部胆管癌的诊断、分期及治疗——参考肝门部胆管癌诊断和治疗指南（2013 版）。

（1）诊断：本病例中患者出现腹痛和梗阻性黄疸，实验室检查提示肝功能异常、血清 TBIL 和 ALP 等胆系酶谱升高、肿瘤标记物 CA199 升高，影像学检查（肝脏增强 CT、肝胆增强 MRI、MRCP 和 PET-CT）提示肝门部胆管占位，诊断为肝门部胆管癌（肝门部胆管癌的诊断）。

（2）分期：Bismuth-Corlette 分型：ⅢA 型（肝门部胆管癌的临床分型和分期）。

（3）治疗：根治性手术是目前肝门部胆管癌最为有效的治疗手段，切除范围包括：肝门部及胰腺上肝外胆管，区域淋巴结、部分肝脏（包括尾状叶）的整块切除。本病例行右半肝切除 + 尾状叶

切除 + 区域淋巴结清扫（肝门部胆管癌治愈性切除手术方式选择及技术标准）。

推荐 1：采用 Bismuth-Corlette 分型可对癌肿累及胆管树的部位、范围及可切除性进行初步评估；采用国际胆管癌协会分期系统可对癌肿累及胆管树及邻近组织结构的状况、预留肝脏功能性体积、可切除性、术式选择及患者预后进行较为全面的判断（推荐等级 C1）。

推荐 2：癌肿组织病理类型、分化程度、区域淋巴结和神经丛转移是影响预后的重要因素（推荐等级 C1）。基于肝门部胆管癌具有多极化浸润转移的生物学特性，应将切除受累肝实质、尾状叶以及廓清区域淋巴结和神经丛作为肝门部胆管癌治愈性手术的基本内容（推荐等级 C1）。

推荐 3：肝门部胆管癌的复杂病情常需要个体化选择应用多种影像学方法作出综合分析评估。超声检查常作为筛查的手段，CT 和 / 或 MRCP 是对肝门部胆管癌作出定性定位诊断、肿瘤分型和分期、评估可切除性判断和手术规划的主要手段和依据。对于有选择的病例，CT 与 MRI 联合应用以及将 CT 或 MRI 合成为三维图像，有助于更全面准确的病情评估。不推荐经皮经肝胆管造影（PTC）、ERCP 和 PET-CT 作为肝门部胆管癌的常规检查方法，可作为其他影像手段的补充（推荐等级 C1）；PTC 和 ERCP 可替代 MRCP 显示癌肿在胆管树的浸润范围，PET-CT 则用于判断有无区域淋巴结转移、腹膜转移或远处转移（推荐等级 C1）。

2. 肝门部胆管癌的可切除性评估——参考肝门部胆管癌诊断和治疗指南（2013 版）。

（1）手术安全性评估：安全性评估是能否手术的前提。本病例中患者 NRS2002 总评分<3，ASA 评分 2 级；无心、肺、肾、脑等重要脏器功能障碍；肝脏储备功能评估是肝门胆管癌手术安全性

评估的重点，评估应包括术前肝功能指标和残肝体积测定，对于预估残肝体积不能达到安全限量者，术前可先行 PVE，待残肝体积增大后再行肝切除手术。本例患者入院后血清 TBIL＞200μmol/L，且存在明显的胆道感染，测标准化 RLV/TLV 36.5%，无法支持患者正常生理使用，通过采用抗生素、胆管引流（ERCP 和 PTCD）和门静脉右支栓塞（PVE），待感染控制和左肝代偿性增生至标准化 RLV/TLV 47.6% 后实施根治性手术，大大提高了手术安全性。

（2）术前影像学可切除评估：影像学评估是术式选择和能否达到 R0 切除的依据。本例患者术前结合了传统的超声、增强 CT、MRI、MRCP、PET-CT 和基于薄层 CT 的三维重建，提示：没有胰后和腹腔干周围淋巴结转移或远处肝转移、没有门静脉或肝动脉主干浸润、没有肝外邻近器官浸润、没有播散性病灶。

（3）术中再评估：术中再评估是对术前可切除评估的检验与修正。本例患者开腹后进行详细的腹腔探查，证实无远处转移，无16组淋巴结转移，左肝动脉和门静脉左支无肿瘤侵犯后，再实施根治性手术。

推荐 4：肝门部胆管癌侵袭范围的术前评估需综合应用现有高精度影像检查方法精确显示癌肿在围肝门区各个维度上的扩展状况，进而在肝脏三维构象中全面准确判断肿瘤浸润的范围及其与围肝门区脉管结构的立体几何关系（推荐等级 C1）。

推荐 5：可切除的肝门部胆管癌需满足 3 个要素：①受累及胆管树及邻近区域组织内的癌肿可获完整切除和全维度 R0 切缘。②预留肝脏的功能性体积足够代偿，且其胆管和血管结构完整性可保存或重建。③手术创伤侵袭可控制在患者能耐受的范围内。肝门部胆管癌的可切除性应从肿瘤病理边界与胆管切离极限点的关系、预留肝脏的功能性体积和血管结构完整性、淋巴神经转移状况和医疗团队的技术条件 5 个方面做出全面评估和准确判断。肝门部胆管癌不能手术切除的局部因素是不能同时实现预留肝脏及其脉管系统无瘤化、肝脏功能体积足够且结构完整（推荐等级 C1）。

推荐 7：伴有黄疸的肝门部胆管癌病例若预留功能性肝体积不足全肝体积的 40%，术前需行拟切除肝脏区段的选择性 PVE，而 PVE 前应行预留肝脏区段的胆管引流以利于预留肝脏再生（推荐等级 C1）。

3. 肝门部胆管癌的术前减黄——肝门部胆管癌规范化诊治专家共识（2015）。

目前对于有黄疸的肝门胆管癌患者是否需行术前减黄仍存在很大的争议。本例患者术前总胆红素＞200μmol/L，且预计需行半肝以上大范围切肝（右半肝＋全尾状叶）的患者，同时患者伴有抗生素难以控制的感染，因此术前行双侧肝脏多支胆管的胆管引流，待黄疸降至 80μmol/L 以下后再手术。

Ⅱ A 类推荐：黄疸患者拟行大部肝切除（≥ 3~4 个肝段），或存在胆道感染且药物治疗无效者需行术前胆管引流。无合并肝硬化、活动性肝炎者如拟行大部肝切除，总胆红素超过 85μmol/L 或未来残余肝（FLR）胆管扩张者，建议术前行胆管引流减黄、使总胆红素降至 85μmol/L 以下，并进行肝储备功能等评价，再实施肝切除手术。合并肝硬化、活动性肝炎，或术前黄疸持续时间超过 4 周者，建议术前行胆管引流减黄，使总胆红素降至 50μmol/L 以下再进行手术，以降低联合大范围肝切除术后发生肝衰竭的风险。

┃ 病例总结 ┃

1. 肝门部胆管癌的复杂病情常需要个体化选择应用多种影像学方法作出综合分析评估。

2. 可切除的肝门部胆管癌需满足：癌肿可获完整切除和全维度 R0 切缘、预留肝脏的功能性体积足够代偿以及患者能够耐受手术。

3. 术前总胆红素＞200μmol/L，且预计需行半肝以上大范围切肝，或者患者伴有抗生素难以控制的感染，术前需行胆管引流。

4. 由于癌肿易侵犯左右肝管汇合部和尾状叶胆管支，通常情况下都应将全尾状叶切除作为肝门部胆管癌治愈性切除手术的必要内容。

肝门部胆管癌是指累及肝总管、左右肝管及其汇合部的胆管黏膜上皮癌，亦称高位胆管癌、近端胆管癌或 Klatskin 肿瘤，被认为是肝胆外科领域最具挑战性的难题之一，其术前诊疗体系、手术方案制订及其他辅助治疗的选择仍存在诸多难点和争议。该患者诊治流程总体而言符合规范，措施得当，治疗效果也令人满意。针对肝门部胆管癌术前胆管引流方式目前争议最大，主要包括 PTCD 和 ENBD。PTCD 技术操作相对简单，但部分患者会出现瘘管的种植转移。ENBD 避免了瘘管种植的风险，但对需多支引流的肝门部胆管癌患者技术要求很高，引流时间较长且患者的耐受性较差。需根据胆管扩张程度和各单位自身的医疗技术条件选择和组合应用相应的引流方法。对于胆管引流的部位的选择，一般首选预留肝叶单侧引流，不仅可以有效减退黄疸，还可增加预留侧肝叶功能代偿和肝脏容积。但对引流前手术方式难以确定的患者，或在单侧引流后血胆红素降低缓慢、并发胆管炎者，应实施双侧胆管完全引流。

（叶于富　白雪莉）

点评

本例 ⅢA 型肝门胆管癌合并术前反复胆道感染，经术前 ERCP 与 PTCD 引流加用头孢哌酮／舒巴坦、亚胺培南、替考拉宁等抗生素控制胆道感染后，再经 PVE 术后一周行右半肝＋全尾叶切除＋区域淋巴结清扫，手术取得良好效果。这是一例非常规范的肝门胆管癌的诊治案例，从术前 MDT 评估、减黄、PVE、手术规划、术中再评估、手术操作和术后并发症的管控都十分精准。体现了诊治团队深厚的理论功底与丰富的临床经验。肝门胆管癌术前很容易合并黄疸与胆道感染。虽然日本学者为避免长时间胆管引流导致针道的种植性转移，从早先提倡 PTCD 减黄到目前提倡 ERCP 减黄。但笔者认为 ERCP 减黄有一定的技术难度，不易做到左右半肝各胆管分支的充分引流，尤其是在合并胆道感染时，ERCP 引流更易引起逆行性胆道感染，从本例的临床实践中，也充分体现了 ERCP 引流的不足。本例病例先行 ERCP 左右肝管胆管支架内引流，但胆管支架置入 8 天后因再次胆道感染行左外叶下支肝内胆管 PTCD 引流，二周后再因胆道感染行右肝内胆管 PTCD 引流，该患者直至双侧肝内胆管 PTCD 引流后，才完全控制胆道感染，并顺利减黄至 TBI/DBI 43.7/35.0μmol，为安全手术创造了良好的条件。总之对于术前合并胆道感染的肝门胆管癌患者，我们提倡双侧多支肝内胆管 PTCD 引流，并能获得胆汁细菌培养结果，选用明确敏感抗生素。一般不主张在胆道感染时行半肝切除术，以免导致术后败血症，加重感染。但在各种胆管引流措施不能控制胆道感染时，有时手术切除引流不畅的肝脏也许是控制感染的最好方式。

（龚伟　王坚　曾永毅）

| 参考文献 |

[1] 中华医学会外科学分会胆道外科学组，解放军全军肝胆外科专业委员会. 肝门部胆管癌诊断和治疗指南（2013 版）[J]. 中华外科杂志，2013，51（10）：865-871.

[2] 中国抗癌协会. 肝门部胆管癌规范化诊治专家共识（2015）[J]. 中华肝胆外科杂志，2015，21（8）：505-511.

[3] 何敏，王坚. 肝门部胆管癌可切除性评估 [J]. 肝胆外科杂志，2019，27（1）：7-11.

[4] Mansour JC, Aloia TA, Crane CH, et al. Hilar cholangiocarcinoma: expert consensus statement. HPB (Oxford), 2015, 17(8): 691-699.

[5] Anderson B, Doyle MBM. Surgical Considerations of Hilar Cholangiocarcinoma [J]. Surg Oncol Clin N Am, 2019, 28(4): 601-617.

[6] Poruk KE, Pawlik TM, Weiss MJ. Perioperative Management of Hilar Cholangiocarcinoma [J]. J Gastrointest Surg, 2015, 19(10): 1889-1899.

[7] Celotti A, Solaini L, Montori G, et al. Preoperative biliary drainage in hilar cholangiocarcinoma: Systematic review and meta-analysis [J]. Eur J Surg Oncol, 2017, 43(9): 1628-1635.

二次复杂胆道术后胆漏病例

病例介绍

胆道术后"再发结石梗阻 – 胆道感染""二次手术后并发胆漏 – 复杂腹腔感染"。

1. **基本信息** 男，42 岁，身高 167cm，体重 66kg，BMI 23.67kg/m²。

2. **主诉** 胆总管囊肿切除术后 7 年，间断腹痛伴发热半年。

3. **现病史** 7 年前因"胆总管囊肿"在外院行"胆总管囊肿切除 + 胆肠 Roux-en-Y 吻合术"，术后恢复良好。近半年来，间断发作右上腹疼痛伴发热。外院诊断为"肝内胆管结石并急性胆管炎"，均给予"头孢哌酮舒巴坦 + 奥硝唑"治疗后症状好转出院。1 周前再次发作，好转后，转入我科手术治疗。

4. **既往史** 无高血压、糖尿病病史；无肝炎、结核等病史，无输血献血史，无药物、食物过敏史。

5. **查体** T 36.3℃，P 63 次 /min，R 14 次 /min，BP 126/71mmHg，皮肤黏膜无黄染，右上腹可见长约 15cm 陈旧性手术瘢痕；腹平软，肝区叩击痛弱阳性。

6. **实验室检查**

血常规：白细胞 7.62×10^9/L，中性比：66.4%，CRP 71.23mg/L，PCT 0.59ng/ml。

肝功能：ALT 89U/L，AST 54U/L，ALP 159U/L，GGT 535U/L，总蛋白（TP）59.1g/L，ALB 34.9g/L，TBIL 9.2μmol/L，DBIL 3.7μmol/L。

肿瘤标记物：CA199 1 631.23U/ml，AFP、CEA、CA125 水平正常。凝血功能、电解质、肾功能、传染病八项检查均正常。

7. 影像学检查

CT/MRCP：左肝管内多发结石，较大者位于左右肝管汇合部，大小 25mm×30mm，肝左叶萎缩；右肝管主干内泥沙样结石影，右前叶及右后叶肝管汇合处及右肝管轻度狭窄，左右肝管内积气扩张。

未见明显肿瘤表现（图 19-1）。

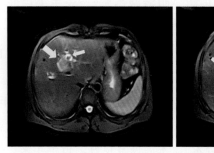
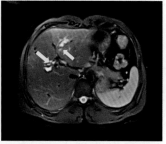

图 19-1　影像学检查未见明显肿瘤表现

8. 术前诊断

（1）肝内胆管结石 I 型并慢性胆管炎。

（2）胆总管囊肿切除术后。

（3）胆总管空肠吻合术后。

3D 重建及可切除性评估：

ICG 2.5%，Child-Pugh A 级（5 分），剩余肝脏体积（%）：69.3%（图 19-2）。

9. 手术方案

（1）左半肝切除＋右肝胆管重建术。

（2）术中探查

1）肝左叶暗红色，质稍韧，可触及肝内结石；上腹部粘连严重，胆管水肿明显。

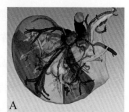
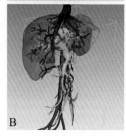

图 19-2　3D 重建及可切除性评估

2）原手术为"肝总管–空肠 Roux-en-Y 吻合术"，肝外胆管残留长约 5cm，输入肠袢长度约 30cm。

3）右前叶及右后叶肝管汇合处及右肝管瘢痕性增生伴狭窄。

（3）手术过程

1）标准左半肝切除，取净结石。

2）胆道重建方式：于右肝二级肝管病变上方离断肝管，可见少量脓性胆汁流出，术中胆汁送细菌学培养，右肝二级肝管开口部整形，胆管断端端端吻合（图 19-3）。

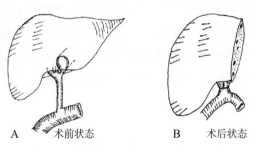

A　术前状态　　　　B　术后状态

图 19-3　手术示意图

3）腹腔放置引流管 2 根：胆管吻合口后方引流管、肝脏断面旁引流管。

10. 术后第 1 天

抗感染治疗方案：头孢哌酮舒巴坦 3.0g 静脉滴注 每 8 小时一次，奥硝唑氯化钠 0.5g 静脉滴注 每 12 小时一次。

支持治疗：低热量肠外营养 85kJ/（kg·d）。

11. 术后第 2 天　T_{max} 38.9℃，P 100 次/min，R 25 次/min，BP 98/54mmHg，中度感染急性生理与慢性健康评分Ⅱ（APACHE Ⅱ）11，序贯性器官功能衰竭评估（SOFA）2。

留取血、尿、痰、引流液病原菌培养。

12. 术后第 5 天　腹痛、寒战、高热，T_{max} 39.2℃，伴有明显腹肌紧张；肝断面 24 小时 450ml 黄褐色引流液（澄清），彩超：小肠间隙可见少量游离性积液，最多处约 8mm。

胆漏？感染进一步加重（重度感染 APACHE Ⅱ 15，SOFA 3）。

血、痰、尿培养结果：阴性。

治疗方案：亚胺培南西司他丁 1.0g 静脉滴注 每 8 小时一次。

复杂腹腔感染，球菌感染风险高，MDT 讨论。

加用万古霉素 1.0g 静脉滴注 每 12 小时一次。

再次留取引流液培养、血、痰、尿培养。

肠内营养 85kJ/（kg·d）；人血白蛋白：30g/d。

13. 术后第 6 天 腹壁切口可见胆汁漏出；T_{max} 39.0℃。

立即打开部分切口，沿窦道置入引流管可见胆汁流出。

14. 术后第 8 天 引流液培养结果：超广谱 β- 内酰胺酶（ESBLs）大肠埃希菌，亚胺培南西司他丁敏感（图 19-4）。

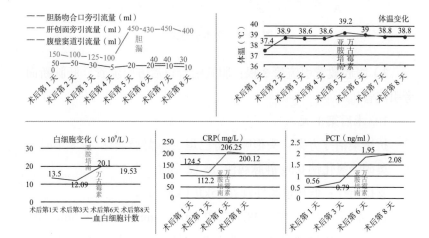

图 19-4 术后第 1~8 天患者基本情况

15. 术后第 11 天 体温首次正常（24 小时）。

引流液培养依然 ESBLs 大肠埃希菌，耐药性无改变。

上腹部 CT 较前无进展，拔除胆肠吻合口引流管。

支持治疗：肠内营养 125kJ/（kg·d），人血白蛋白 20g/d。

16. 术后第 14 天　肝断面引流管引流液突然减少。

腹部彩超提示：肝断面包裹性积液 50mm×35mm。

超声引导下经皮穿刺置管引流胆汁样液体 250ml，经肝断面引流管亚甲蓝低压冲洗，可与腹腔穿刺引流管相通后，采取肝断面引流管 250ml 生理盐水低压灌洗每日两次，正常经口进食，达正常身体需要量 80%。

17. 术后第 17 天　体温正常，查彩超后拔除腹壁窦道引流管。

18. 术后第 18 天　再次发热，T_{max} 39.1℃（图 19-5），中度感染 APACHE Ⅱ 12，SOFA 1。

复查彩超：腹腔未见明显包裹及游离性积液，MDT 根据病史及真菌感染危险因素评分系统（MDRA）评分加用抗真菌药物：伏立康唑 400mg 静脉滴注 每 12 小时一次（首日）。

反复留取血、痰、尿培养及引流液培养；完善 G 实验、GM 实验。

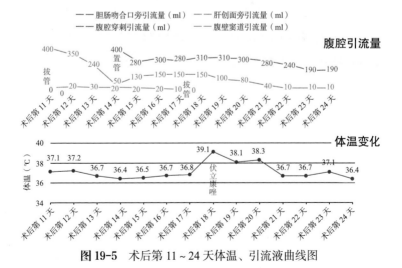

图 19-5　术后第 11~24 天体温、引流液曲线图

19. 术后第 21 天　引流液培养结果提示曲霉菌阳性。

20. 术后第 25 天　体温正常。停：亚胺培南＋万古霉素。

伏立康唑：200mg 口服每 12 小时一次。

21. 术后第 31 天　拔除腹腔穿刺引流管，第 2 天出院。

22. 随访情况　出院后 1 周、2 周、1 个月（停用伏立康唑）2 个月随访：无腹痛、发热、黄疸。

指南节选及推荐

急性胆道系统感染的诊断和治疗指南（2011 版）、肝胆管结石病微创手术治疗指南（2019 版）、胆道外科抗菌药物规范化使用专家共识（2019 版）、中国腹腔感染诊疗指南（2019 版）、东京指南2018 版（TG18）。

1. 胆管结石的诊断、分型及治疗。

（1）诊断：患者胆道术后，近期间断发作腹痛伴发热，肝酶明显升高，CRP、PCT 升高，影像学检查提示肝内胆管结石，肝内胆管扩张并积气，提示胆管炎诊断明确，结合患者体征，实验室检查，影像学检查判断患者胆道感染严重程度（轻度）——急性胆道系统感染的诊断和治疗指南（2011 版）、东京指南 2018 版（TG18）。

（2）分型：患者 MRCP、3D 重建提示部分肝段内胆管结石，未形成弥漫性肝内胆管结石，为Ⅰ型；结石主要位于左肝管内及右肝二级肝管内，分为Ⅰb 型。超声、CT 和 MRCP 检查肝胆管结石病的基本影像学检查诊断手段。完善肝胆系统的三维可视化评估（证据等级：强，推荐等级：B 级）。肝胆管结石病手术治疗的适应证是Ⅰ型、Ⅱa 型和Ⅱb 型，其中Ⅰ型是其良好适应证（证据等级：强，推荐等级 B 级）——肝胆管结石病微创手术治疗指南（2019 版）。

（3）治疗：左肝管多发结石，合并肝管狭窄扩张，左肝萎缩，行左半肝切除术；右前、右后支肝管汇合处瘢痕狭窄，行狭窄处切除＋二级肝管整形＋胆管端端吻合术。肝胆管结石病外科治疗的基本原则是"去除病灶，取尽结石，矫正狭窄，通畅引流，防治复发"的"二十字"方针。选择以胆道取石及病损肝脏切除术为主导的手术方式（证据等级：强，推荐等级：A级）——肝胆管结石病微创手术治疗指南（2019版）。

2. 术后腹腔感染严重程度评估、抗菌治疗、营养支持治疗、控制感染源。

（1）术后腹腔感染严重程度评估：术后患者出现高热、胆漏、炎症反应指标升高、腹腔积液，提示术后出现严重腹腔感染。可根据 APACHE Ⅱ、SOFA 等评分，客观划分感染严重程度，根据严重程度及时有效调整治疗方案。推荐以急性生理与慢性健康评分Ⅱ（acute physiology and chronic health evaluation Ⅱ，APACHE Ⅱ）评分10分将腹腔感染分为轻中度或重度（低质量证据，强烈推荐）；推荐使用 APACHE Ⅱ评分、序贯性器官功能衰竭评估（sequential organ failure assessment，SOFA）评分评估腹腔感染患者预后（低质量证据，强烈推荐）——中国腹腔感染诊疗指南（2019版）。

（2）抗菌治疗：①抗菌药物使用时机：若患者存在感染风险，需尽早使用抗菌药物。条件允许的情况下，一旦腹腔感染所致脓毒症或脓毒症休克的诊断明确，推荐1小时内开始经验性抗感染治疗；其余腹腔感染患者，起始抗感染治疗越快越好，并且须考虑及时恰当的原发病灶处理（BPS）——中国腹腔感染诊疗指南（2019版）。②经验性选择抗菌药物：需考虑当地流行致病菌及耐药情况，药代动力学和药效学，抗菌药物使用史，肾脏和肝功能以及过敏和其他不良事件史。③明确病原菌：病原菌是抗菌治疗的核心，一旦明确病原菌，需及时调整抗感染治疗方案（推荐强度：

强，证据等级：高）——胆道外科抗菌药物规范化使用专家共识（2019 版）。

（3）营养支持治疗：①使用营养风险筛查量表 2002（nutritional risk screening 2002，NRS2002）或危重患者营养风险量表（nutrition risk in critically ill，NUTRIC）评价中、重度患者的营养状况（BPS）。②推荐使用肠内或肠外营养对其进行营养治疗，改善其预后（极低质量证据，强烈推荐）。③对能够进行胃肠喂养的腹腔感染患者，应考虑在早期（24 ~ 72 小时内）给予肠内营养治疗（中等或极低质量证据，强烈推荐）；对无法进行胃肠喂养或胃肠喂养不耐受的患者，应尽早给予肠外营养治疗（极低质量证据，强烈推荐）——中国腹腔感染诊疗指南（2019 版）。

（4）控制感染源：控制感染源，仍为解除感染首要原则。本病例中，术后切口漏胆汁，寻腔隙置管引流；肝断面出现包裹性积液后，行超声引导下经皮穿刺置管引流，均取得良好的效果。影像学明确存在腹腔感染性积液前提下，应早期主动行穿刺引流（BPS）——中国腹腔感染诊疗指南（2019 版）。

病例总结

1. 控制感染源为治疗胆道及腹腔感染的首要手段（第一部分为传统手术、第二部分为穿刺置管引流）。

2. 难治性感染 MDT 建立，可以更合理有效制订抗感染治疗方案。

3. APACHE Ⅱ、SOFA、NRS2002 等客观评分系统可以更加客观、有效地帮助医师判断患者状态，指导调整治疗方案。

4. 营养支持治疗，是避免医源性营养不良的唯一方式，也是感染患者恢复的有力保障。

5. 重度胆道感染——总结了"胆道梗阻并感染，救命引流抗生素"。

析评 ────────────────────────────

肝内胆管结石多伴胆管的梗阻、扩张，单个或多个肝段的萎缩，手术相对复杂，术后并发症相对较多。会遇到刚解除胆道感染，又遭遇腹腔感染的局面。解除感染的核心是控制感染源，而解除感染源绝不是唯一方案，需配合抗感染治疗，营养支持治疗，器官支持治疗等多方面的辅助治疗。建立多学科联合治疗模式，有利于患者顺利康复。

该病例原发疾病为胆道感染，行规范手术治疗后，出现术后胆漏，耐药菌感染，真菌感染，病情危重。经药学科、微生物室、外科重症监护室（SICU）、营养科共同制订治疗方案，应对以穿刺、置管、冲洗，反复确定病原菌，及时调整抗感染方案，充足营养支持治疗，最终顺利出院。

回顾整个过程，有两个问题值得探讨：①手术时机的把握：二次手术，腹腔环境复杂，反复发作炎症，尽管术前炎症指标及体征趋于正常，但组织水肿较重，术后胆漏是否为水肿消退后，组织缝扎线脱落造成。患者无明显黄疸，无需行减黄、引流有创治疗，若术前给予患者正确指导，暂延缓手术时机，待水肿消退后行手术治疗，是否可降低术后并发症发生率。②术后常规放置T管？随着术者技术的成熟，对于胆管吻合类手术，术后不常规留置T管。患者行左半肝切除＋右前、右后肝管汇合处狭窄切除整形＋胆管端端吻合术，其过程中涉及吻合口较多，忽略了组织水肿对吻合口造成的影响（张力过大，吻合口梗阻等），从而造成术后胆漏，若留置T管，可有效降低胆管内压力，是否可减少或避免术后胆漏发生。

（宋黎明　段希斌　李学民）

点评

该例析评总结比较全面到位。肝内胆管结石多伴胆管的梗阻、扩张，单个或多个肝段的萎缩，手术相对复杂，术后并发症相对较多，会遇到刚解除胆道感染，又遭遇腹腔感染的局面。解除感染的核心是控制感染源，而解除感染源绝不是唯一方案，需配合抗感染治疗，营养支持治疗，器官支持治疗等多方面的辅助治疗。建立多学科联合治疗模式，有利于患者顺利康复。

该病例原发疾病为胆道感染，行规范手术治疗后，出现术后胆漏，耐药菌感染，真菌感染，病情危重。经药学科、微生物室、SICU、营养科共同制订治疗方案，应对以穿刺、置管、冲洗，反复确定病原菌，及时调整抗感染方案，充足营养支持治疗，最终顺利出院。

补充讨论四个问题：①第二次手术时机应该合适，术前全身评估和局部无胆道感染迹象。复杂胆管术后并发胆漏，引流不畅继发感染是临床常见并发症。胆漏原因可能是肝断面、胆肠吻合口或二者皆有。处理原则：引流（穿刺、手术）、抗感染、营养支持。②是否放置T管，对于复杂的肝内外胆管结石胆管切开取石术后建议常规放置T管。本例为高位右肝管空肠吻合，可不放置T管。③二次手术风险较大，左半肝切除，剩余右半肝肝管狭窄，整形后高位胆肠吻合，术前和术后病情评估以及外科医师技术评估非常重要。本例手术效果理想，但术后仍需要随访。④重视手术无菌和消毒：复杂的肝内胆管结石常常伴有耐药细菌感染，胆管切开时腹腔自然会污染，因此术中要重视无菌和消毒，避免结石、胆汁污染整个腹盆腔，应用大纱巾保护手术区以外的腹腔和盆腔。及时吸引污染的胆汁，大量热生理盐水以及碘伏水冲洗非常重要。

（龚伟 李秉璐 洪德飞）

| 参考文献 |

[1] 急性胆道系统感染的诊断和治疗指南（2011 版）[J]. 中华消化外科杂志，2011，10（1）：9-13.

[2] 中华医学会外科学分会胆道外科学组. 2011 中国肝胆管结石病诊断治疗指南 [M]. 北京：人民卫生出版社，2011.

[3] Kiriyama S, Kozaka K, Takada T, et al. Tokyo Guidelines 2018: antimicrobial therapy for acute cholangitis and cholecystitis [J]. J Hepatobiliary Pancreat Sci, 2018, 25(1): 3-16.

[4] 中国研究型医院学会肝胆胰外科专业委员会，国家卫生健康委员会公益性行业科研专项专家委员会. 肝胆管结石病微创手术治疗指南（2019 版）[J]. 中华消化外科杂志，2019，18（5）：407-413.

[5] 陈亚进. 肝胆管结石病多次手术原因及决策 [J]. 中国实用外科杂志，2012，32（1）：57-59.

[6] 侯德智，吴韬，刘斌，等. 不同临床分型肝胆管结石病手术方式选择的分析 [J]. 中国普通外科杂志，2014，23（8）：1043-1048.

[7] 吴秀文，任建安. 中国腹腔感染诊治指南（2019 版）[J]. 中国实用外科杂志，2020，40（01）：6-21.

[8] 中华医学会外科学分会胆道外科学组，中国研究型医院学会加速康复外科专业委员会，中华外科杂志编辑部. 胆道外科抗菌药物规范化应用专家共识（2019 版）[J]. 中华外科杂志，2019，57（7）：481-487.

[9] Sartelli M, Viale P, Catena F, et al. 2013 WSES guidelines for management of intra-abdominal infections [J]. World Journal of Emergency Surgery Wjes, 2013, 8(1): 3.

[10] Mazuski J E, Tessier J M, May A K, et al. The Surgical Infection Society Revised Guidelines on the Management of Intra-Abdominal Infection [J]. Surgical Infections, 2017, 18(1): 1-76.

[11] Kiriyama S, Kozaka K, Takada T, et al. Tokyo Guidelines 2018: diagnostic criteria and severity grading of acute cholangitis (with videos) [J]. J Hepatobiliary Pancreat Sci, 2018, 25(1): 17-30.

病例 20

胆囊空肠吻合术后胆管结石反复胆道感染病例

病例介绍

患者，男，57岁。

长期大量饮白酒病史，第一次术后戒酒。

1. 第一次入院（外院） 2007年11月因"胰头部占位性病变、梗阻性黄疸"于外院行剖腹探查术，术中所见"胆总管扩张，胰头部质硬，可触及肿物"，反复经十二指肠行胰头肿物穿刺活检，细胞学检查提示"未见明确肿瘤细胞"。结合酗酒史，考虑胰头部肿块为慢性胰腺炎所致，遂行胆囊-空肠吻合术（胆囊空肠祥式吻合，加Brown吻合）。

术后黄疸消退，恢复良好出院。

2. 第二次入院（我院介入科）

（1）主诉：间歇性黄疸2年，加重1个月。

（2）现病史：患者2007年11月因慢性胰腺炎、梗阻性黄疸于当地医院行胆囊-空肠吻合术，术后恢复良好。自2017年起，反复出现腹痛、腹胀、黄疸、发热，频次逐年增多，于当地医院诊断为"胆管炎"，给予抗炎对症治疗症状可明显缓解，未系统诊治。近1个月黄疸持续存在，间断性上腹胀痛，以右上腹为著，寒战2次，体温最高39.7℃，在当地医院给予抗炎对症治疗体温仍波动在37.0～38.5℃。

（3）查体：T 36.8℃，P 75次/min，R 16次/min，BP 120/73mmHg，神清语明，慢性病容，体型消瘦，皮肤及巩膜黄染，腹平坦，右侧腹可见纵行陈旧性手术瘢痕，长约18cm，全腹软，无压痛、反跳痛及肌紧张。

（4）实验室检查

血常规：WBC 10.44 × 10⁹/L，NE 85.1%，Hb 120g/L，PLT 190 × 10⁹/L。

肝功能：ALT 34U/L，AST 72U/L，GGT 753U/L，ALP 920U/L，TBIL 328.2μmol/L，DBIL 260.0μmol/L，ALB 40.8g/L。

凝血功能：PT 13.4s，APTT 43.6s，INR 1.02。

肿瘤系列：CA199 34.19U/ml。

（5）影像学检查

上腹部增强CT（外院）：肝内外胆管扩张，肝门区结构紊乱，胆囊显示不清，肝内积气，考虑术后改变。胆总管内较大结石，伴胆道梗阻。胰头部钙化，胰管扩张。

MRCP（外院）：肝内外胆管扩张，肝内胆管、胆总管、胆囊内多发结石、胰管扩张（图20-1）。

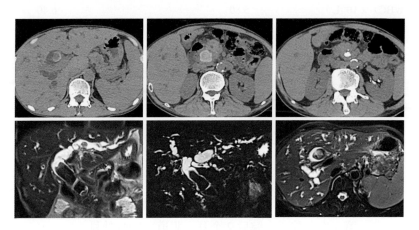

图20-1　MRCP（外院）

（6）诊断：胆囊结石，胆总管结石，肝内胆管结石，胆管炎，梗阻性黄疸，胆囊-空肠吻合术后。

（7）治疗过程

入院药物治疗方案：抗生素（头孢哌酮钠舒巴坦钠）；保肝（异甘草酸镁）。

入院第2日：经皮经肝胆管穿刺引流术，术中造影肝总管于肝门呈楔形截断，穿刺管留置于右肝管内（图20-2）。

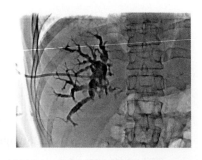

图20-2 经皮经肝胆管穿刺引流术

术后生命体征、引流管引流及实验室检查见表20-1。

表20-1 术后生命体征、引流管引流及实验室检查

	术后当日	术后第1天	术后第2天	术后第3天	术后第4天
T（℃）	36.5	36.5	36.6	36.3	36.4
PTCD（ml）	800	400	500	590	400
WBC（×10⁹/L）		5.80			6.40
NE（%）		73.7			72.5
ALP（U/L）		764			550
GGT（U/L）		538			350
TBIL（μmol/L）		156.9			129.4
DBIL（μmol/L）		135.6			112.0

入院第7天：生命体征平稳，引流管通畅，引出黄褐色胆汁，黄疸指标呈下降趋势，准予出院，嘱2个月后回院进一步治疗。

3. 第三次入院（出院后2个月，胆道-胰腺外科）

（1）主诉：经皮经肝胆管穿刺引流术后2个月，间断腹胀2个月。

（2）现病史：患者2019年3月因"肝内外胆管多发结石，胆囊结石，梗阻性黄疸"于我院介入科行经皮经肝胆管穿刺引流术。

术后 2 个月来皮肤及巩膜黄染减轻，间断性右上腹胀痛，无发热。

（3）查体: T 36.8℃, P 80 次 /min, R 17 次 /min, BP 147/82mmHg, 神清语明，慢性病容，体型消瘦，皮肤及巩膜黄染，腹平坦，右侧腹可见纵行陈旧性手术瘢痕，长约 18cm，右侧腹留置 PTCD 引流 1 枚，引出褐色澄清胆汁，全腹软，无压痛、反跳痛及肌紧张。

（4）实验室检查

血常规: WBC 5.61 × 10⁹/L, NE 62.8%, Hb 125g/L, PLT 150 × 10⁹/L。

肝功能: ALT 25U/L, AST 45U/L, GGT 287U/L, ALP 227U/L, TBIL 74.0μmol/L, DBIL 63.6μmol/L, ALB 41.4g/L。

凝血功能: PT 13.4s, APTT 46.0s, INR 1.02。

肿瘤系列: CA199 8.40U/ml。

（5）影像学检查

全腹增强 CT: 胆囊、胆囊管、肝内胆管、胆总管多发结石，胆道梗阻，胰头钙化，胆管外引流术后。

MRCP: 肝内外胆管扩张及胆总管明显扩张，肝内胆管、胆总管内多发低信号结节影，胆囊壁厚与空肠相通，胆囊管内可见低信号影，胰管扩张（图 20-3）。

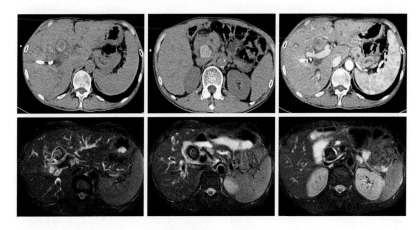

图 20-3　MRCP

（6）诊断：胆囊结石，胆总管结石，肝内胆管结石，胆管炎，梗阻性黄疸，慢性胰腺炎，PTCD 术后，胆囊 – 空肠吻合术后。

（7）治疗过程

1）手术方式：胆囊空肠吻合口离断、胆囊切除、胆总管切开取石、胆道镜取石、T 管引流术。

2）术中所见：腹腔广泛粘连，胆囊空肠为祥式吻合，下方加空肠侧侧吻合，胆总管直径约 2.5cm，于胆总管中部切开取出 3.0cm×2.5cm 大小腰鼓形胆固醇结石 2 枚，另取出大小不等结石多枚，应用胆道镜于左右肝管、尾状叶胆管取出大量结石，胆道末端至乳头开口处未见结石。

3）药物治疗：抗生素（头孢哌酮钠舒巴坦钠、甲硝唑）；保肝（异甘草酸镁、丁二磺酸腺苷蛋氨酸）；补液；镇痛。

4）术后生命体征、引流管引流及实验室检查：见表 20-2。

表 20-2　术后生命体征、引流管引流及实验室检查

	术后当天	术后第 1 天	术后第 2 天	术后第 3 天	术后第 9 天
T（℃）	37.1	38.1	38.3	37.3	36.8
T 管（ml）	300	150	400	550	750
文氏管（ml）	2	7	2	2	
WBC（×10^9/L）		12.12	10.57	10.22	5.60
NE（%）		91.6	86.9	85.6	74.3
ALP（U/L）		177	166	169	408
GGT（U/L）		214	158	144	363
TBIL（μmol/L）		87.8	94.0	124.6	69.5
DBIL（μmol/L）		72.9	79.0	101.5	39.0
CRP（mg/L）		124.9	233.2	305.9	56.1
PCT（ng/ml）		4.79			0.15

5）术后第 10 天：生命体征平稳，T 管通畅，引出黄褐色胆汁，黄疸指标呈下降趋势，准予出院。

6）术后第 3 周：夹闭 T 管，无发热，无皮肤及巩膜黄染，无腹痛及腹胀。

7）术后第 5 周：拔除 T 管。

肝功能：ALT 25U/L，AST 36U/L，GGT 320U/L，ALP 400U/L，TBIL 45.4μmol/L，DBIL 39.0μmol/L，ALB 42.8g/L。

T 管 DR 造影：未见残余结石，胆总管通畅（图 20-4）。

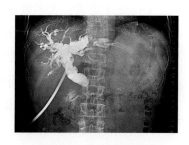

图 20-4　T 管 DR 造影

▎指南节选及推荐▎

1. 急性胆道感染东京指南 2018 版（TG18）

（1）急性胆管炎严重程度分级

Grade Ⅲ（严重）急性胆管炎：急性胆管炎合并以下>1 个器官功能不全：①心血管功能障碍：低血压需要多巴胺 ≥ 5μg/（kg·min），或使用去甲肾上腺素；②神经系统功能障碍：意识障碍；③呼吸功能障碍：$PaO_2/FiO_2 < 300$；④肾功能障碍：少尿，血肌酐 >176.8μmol/L；⑤肝功能不全：PT-INR>1.5；⑥造血功能障碍：血小板 $< 100 \times 10^9/L$。

Grade Ⅱ（中度）急性胆管炎：急性胆管炎合并以下 2 项可诊断：①白细胞计数（$>12 \times 10^9/L$，$<4 \times 10^9/L$）；②高热（ ≥ 39℃）；③年龄（ ≥ 75 岁）；④黄疸（TBIL ≥ 85.5μmol/L）；⑤低蛋白（<0.7× 正常值上限）。

Grade Ⅰ急性胆管炎：急性胆管炎不符合 Grade Ⅱ 和 Grade Ⅲ

诊断标准。

本病例结合急性胆管炎诊断标准，诊断为急性胆管炎 Grade Ⅱ（中度）。

（2）急性胆管炎治疗流程

Grade Ⅰ患者：大多数仅需要抗感染治疗即可，如果患者对抗感染治疗无效（24 小时），建议采用胆管引流，如果采用 ERCP，建议同期行内镜下乳头括约肌切开术（EST）和取石。

Grade Ⅱ患者：建议进行保守治疗同时尽早行 ERCP 或经皮肝穿刺胆管引流（PTCD）。如果引起胆管梗阻的原因需要外科处理，建议待病情好转后二期处理，但如果是结石，建议同期行 EST 和胆管取石。

Grade Ⅲ患者：此类患者病情可能急剧恶化，所以必须尽早给予足够的器官支持治疗以改善器官功能不全，一旦患者能耐受，尽早行 ERCP 或 PTCD。引起梗阻的病因待情况好转后二期再行处理。

此例患者属 Grade Ⅱ，治疗上依据指南推荐，在行积极抗感染及对症治疗基础上，尽早行胆管引流解除胆道梗阻，控制胆道感染，待病情好转后二期行确定性手术处理胆管结石。

（3）急性胆管炎胆管引流方式的选择：对于中、重度急性胆管炎及保守治疗无效的轻度急性胆管炎患者，均需要早期行胆管引流进行治疗。胆管引流方式多样，包括手术、内镜下经乳头胆管引流（endoscopic transpapillary biliary drainage，ETBD）、超声内镜引导下胆管引流（endoscopic ultrasonography guided biliary drainage，EUS-BD）、经皮经肝胆管穿刺引流（percutaneous transhepatic biliary drainage，PTCD）等。

本例患者因既往胆囊空肠吻合病史，无法经内镜胆管引流，且胆总管结石集中于下位胆管，肝内胆管扩张明显，故采取 PTCD 引流。

2. 中华医学会外科学分会胰腺外科学组《胰腺癌诊治指南（2014）》。

对于开腹探查、术中诊断为不可切除的患者，可切除胆囊并行胆管空肠 Roux-en-Y 吻合，不建议行胆囊空肠吻合，因其再黄疸的发生率显著高于前者。

本例患者第一次手术因梗阻性黄疸开腹探查，术中反复穿刺病理提示慢性炎症，未见恶性肿瘤证据，而行胆囊空肠吻合解除胆道梗阻，依照目前指南及临床实践，其远期并发症诸如再发黄疸及胆管结石发生率高，目前临床不做推荐。

┃ 病例总结 ┃

1. 梗阻性黄疸行胆肠吻合，尤其是良性疾病，应做胆管空肠吻合，避免选择胆囊空肠吻合术。

2. 存在胆管炎，应首选微创解除胆道梗阻及感染，二期行确定性手术。

3. 确定性手术遵循原则：取净结石、解除狭窄、通畅引流、防治复发。

4. 胆道感染的诊断及治疗一定要遵循规范化治疗原则，否则会造成严重后果。

临床胆道感染的诊断及治疗，当前突出问题是规范性原则掌握不好，经常是对患者采取何种治疗方案，完全凭借医生自身的技术特点及经验进行，我们也经常能看到患者由于被采取了不规范的治疗，导致后续治疗非常困难，甚至最终导致患者残疾、死亡。因此我们此次选择病例的原则就是强调规范的重要性。此病例并不是我们处理过最难和最复杂的，我们通过前后两次治疗由不规范到规范的对比，来展现规范化治疗在救治复杂胆道感染过程中起到的事半功倍的效果。

此例患者第二次手术前来我院就诊，按照东京指南胆道感染严重程度分级，为 Grade II，依照指南建议，是推荐一期手术解除胆道感染及结石的。但接诊时对第一次手术的具体方式并不了解（患者未携带第一次手术资料就诊，且对手术方式叙述不清），若贸然开腹手术，则发生副损伤的风险极高，且此次胆管结石为肝内外多发，结石巨大，一期行确定性手术风险过高，因此给予分期治疗。我们首先通过 PTCD 引流解除胆道梗阻及感染，待病情稳定且将前次手术方式做详细了解后，再对其做确定手术取净胆管结石。二次手术因为准备充分，术前对手术方案及术中可能遇到的困难预案充分，因此手术过程及术后恢复均非常顺利。

关于胆道梗阻的姑息治疗，中华医学会外科学分会胰腺外科学组《胰腺癌诊治指南（2014）》推荐首选胆管支架置入术，推荐经内镜放置。对于开腹探查、术中诊断为不可切除的患者，可切除胆囊并行胆管空肠 Roux-en-Y 吻合，不建议行胆囊空肠吻合，因其再黄疸的发生率显著高于前者。且胆囊空肠吻合后，由于胆汁经胆管至胆囊走行过程中容易形成淤积，故对良性疾病行胆肠吻合时，由于患者存活时间长，更易发生胆管结石，此例患者的临床经过即对这一理论的最佳证明。因此，无论是良性疾病还是恶性疾病，当采取外科手术方式解除胆道梗阻时，推荐选择胆囊切除、胆管空肠 Roux-en-Y 吻合术。

（李桂臣　孟凡斌　陈朗）

（点评）

　　该病例主要涉及梗阻性黄疸的诊断和治疗决策问题，临床上并不少见，因为诊断和处理不规范，给患者带来了不应该的严重后果。

　　第一次在外院以"梗阻性黄疸，胰头部占位"入院和探查手术。术中反复穿刺未见肿瘤细胞，确定诊断为"梗阻性黄疸，慢性胰腺炎"而行"胆囊－空肠吻合术"（胆囊空肠袢式吻合），加 Brown 吻合。从收住入院诊断和术中穿刺活检来看，该医院并非基层医院，但从诊断和治疗决策而言并非与"收住入院诊断"相匹配，首先，术前检查不完善而贸然采取手术探查方式来明确诊断，其次，对于一个"良性疾病引起的梗阻性黄疸"实施胆囊空肠吻合术显然是不合适的，也是不规范的，规范术式应该实施胆管空肠吻合术，不规范的操作与以后并发肝内外胆管结石有因果关系。

　　第二次入院以"急性梗阻性胆管炎"入住中国医科大学附属第一医院。主诉没有体现疾病诊断，现病史书写逻辑性有待提高。入住中国医科大学附属第一医院后经过一系列检查诊断：胆囊结石、胆总管结石、肝内胆管结石、胆管炎、梗阻性黄疸、胆囊－空肠吻合术后。对第一次入住外院诊断"梗阻性黄疸，胰头占位"的病史没有重视，对胰腺存在的问题如胰管扩张等没有采取 MRI 增强、超声内镜检查或 IgG4 等检查。诊断应修改为：急性梗阻性化脓性胆管炎，肝内外胆管结石，慢性胰腺炎，胆囊－空肠吻合术。选择经皮经肝胆管穿刺引流术后2个月第三次入院行确定性手术。从第二次确定性手术时机和手术方式而言，以下几个问题值得讨论：①第二次手术方式：胆囊空肠吻合口离断、胆囊切除、胆总管切开取石、胆道镜取石、T管引流术，没有切除肝脏，也没有探查胰腺，是否需要PTCD后长达2个月才手术？②手术方式无法解释第一次手术慢性胰腺炎致梗阻性黄疸的原因，因此该病例是否有再次发生梗阻性黄疸的可能。

当然，该病例经过第二次和第三次住院的治疗，患者取得一个满意的治疗效果，但仍需要密切随访，尤其是慢性胰腺炎方面的问题。

（洪德飞　李秉璐　曾永毅）

参考文献

[1] Okamoto K, Suzuki K, Takada T, et al. Tokyo Guidelines 2018: flowchart for the management of acute cholecystitis [J]. J Hepatobiliary Pancreat Sci, 2018, 25: 55-72.

[2] 张宇华. 急性胆道感染《东京指南（2018）》拔萃. 中国实用外科杂志，2018，38（7）：767-774.

[3] 胡凤林，尚东，张浩翔，等.《东京指南（2018）》急性胆道感染诊疗策略更新解读 [J]. 中国实用外科杂志，2018，38（7）：763-766.

[4] 董汉华，武齐齐，陈孝平. 急性胆道感染东京指南（2018版）更新解读 [J]. 临床外科杂志，2019，27（1）：5-8.

[5] 中华医学会外科学分会胰腺外科学组. 胰腺癌诊治指南（2014）[J]. 中国实用外科杂志，2014，34（11）：1011-1017.

病例 21

肝内外胆管结石合并胆道感染病例

病例介绍

患者，女，72 岁。

1. 主诉 右上腹痛伴畏寒发热 3 天。

2. 现病史 3 天前因"右上腹痛 2 天"到当地医院就诊，其间伴恶心呕吐，呕吐少许胃内容物，无畏寒发热，诊断肝内外胆管结石伴胆管炎，并予以头孢哌酮 / 舒巴坦针 2.0g 静脉滴注 每 8 小时一次抗感染、护肝、补液对症治疗，入院第 2 天出现畏寒发热，最高体温 39.0℃，为进一步诊治转来我院。

3. 既往史 既往有糖尿病和高血压病史多年，2 年前脑梗病史，目前恢复良好，无四肢活动障碍和语言障碍。

4. 入院查体 体温正常，意识清，呼吸、血压正常，皮肤、巩膜黄染。右上腹压痛，无反跳痛，肝区叩痛阳性，余无殊。

5. 实验室检查

急诊血常规：WBC 21×10^9/L，NE 95.2%，Hb 114g/L，PLT 42×10^9/L，CRP 160.6mg/L；急诊生化 ALT 157U/L，TBIL 117.8μmol/L，血糖 15.14mmol/L，钾 3.37mmol/L，钠 134.7mmol/L。

降钙素原 10.32ng/ml。

凝血功能：PT 17.0s，INR 1.55。

血气分析：pH 7.441，PaO_2 80.0mmHg，BE −3.0mmol/L。

全腹增强 CT 提示：左肝内胆管及胆总管多发结石伴胆道扩张，胆囊增大；肝左叶局部强化欠均（图 21-1）。

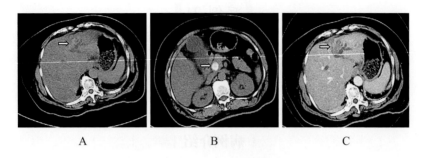

图 21-1　患者 CT 影像表现

A. 箭头提示左肝内胆管高密度结石；B. 箭头提示胆总管下段结石；
C. 箭头提示左肝不均匀强化表现

MRCP 提示：左肝内胆管及胆总管多发结石伴胆管扩张，胆囊炎（图 21-2）。

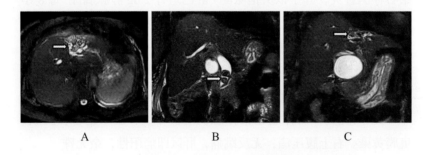

图 21-2　患者 MRCP 影像表现

A. 箭头提示左肝内扩张胆管和结石；B. 箭头提示胆总管下段结石；
C. 箭头提示左肝内胆管多发结石伴胆管扩张

6. 入院诊断

（1）肝内外胆管结石伴急性重症胆管炎。

（2）胆囊结石伴急性胆囊炎。

（3）原发性高血压。

（4）2 型糖尿病。

（5）脑梗死病史。

7. 治疗过程

（1）入院初始治疗方案：抗生素（亚胺培南－西司他丁针 0.5g 静脉滴注 每 8 小时一次），营养支持（葡萄糖＋胰岛素、高 BCAA 含量的氨基酸），控制血压、血糖，护肝、维持水电解质酸碱平衡治疗。

（2）入院第 2 天：体温正常，精神好转，血象和降钙素原等指标下降。T_{max} 37.5℃，HR 110 次 /min，CRP 164.2mg/L，WBC 16.1 × 10^9/L，NE 87.3%，TB 125.6μmol/L，降钙素原 7.94ng/ml；考虑患者病情好转，感染指标明显下降，未进行胆管穿刺引流治疗，继续目前抗感染、护肝及补液支持等治疗。

（3）入院第 8 天：患者精神好，体温正常，胃纳及睡眠好转，病情好转，查体右上腹仍有少许压痛。查 CRP 14.1mg/L，WBC 6.4 × 10^9/L，NE 68.3%，TB 52.5μmol/L，ALB 30.6g/L，降钙素原 0.34ng/ml；血培养在入院第 5 天报告为阴性。降级抗生素，停亚胺培南－西司他丁针 0.5g 静脉滴注 每 8 小时一次，改头孢哌酮－舒巴坦针 2.0g 静脉滴注 每 8 小时一次抗感染治疗。

（4）入院第 14 天：患者精神好，体温正常，胃纳及睡眠好，腹软，无压痛。查 CRP 6.8mg/L，WBC 4.5 × 10^9/L，NE 43.2%，TB 32.9μmol/L，ALB 32.6g/L，降钙素原 0.04ng/ml；停头孢哌酮－舒巴坦针 2.0g 静脉滴注 每 8 小时一次抗感染治疗。考虑蛋白仍偏低，肝功能异常，继续护肝及氨基酸营养支持治疗。

（5）入院第 20 天：再次评估，复查血常规、肝功能和凝血功能正常，肝功能 Child–Pugh A 级，吲哚菁绿 15min 滞留率（ICGR15）为 6%，血压和血糖控制良好，心肺功能无手术禁忌。

（6）入院 21 天、手术日：行腹腔镜下左半肝切除＋胆囊切除＋胆总管切开取石 +T 管引流术。术中发现肝周、胆囊三角粘连明显，组织炎症水肿明显，断肝时渗血较多。术前 30 分钟、术后予

以头孢哌酮 – 舒巴坦针 2.0g 静脉滴注 每 8 小时一次抗感染治疗。

（7）术后第 2 天：患者体温正常，术后第 1 天 24 小时 T 管引出约 50ml 金黄色胆汁，总胆红素明显升高，血象感染指标明显升高，查 CRP 89.6mg/L，WBC 8.8×10^9/L，NE 95.8%，TB 131.6μmol/L，ALB 32.6g/L，降钙素原 0.26ng/ml，停头孢哌酮 – 舒巴坦针 2.0g 静脉滴注 每 8 小时一次，改亚胺培南 – 西司他丁针 0.5g 静脉滴注 每 8 小时一次加强抗感染、改流质，并辅以丁二磺酸腺苷蛋氨酸利胆、前列地尔改善微循环、蛋白血浆支持等治疗。患者 T 管胆汁引流量逐步增加，胆红素逐步下降。

（8）术后第 3 天：患者体温正常，改半流质饮食，24 小时 T 管引出约 400ml 金黄色液体，术中送胆汁培养结果阴性，继续目前抗感染、护肝、营养支持及补液治疗。再次送胆汁和腹腔引流液细菌培养。

（9）术后第 8 天：患者体温正常，胆汁和引流液培养均提示阴性。复查 CRP 10.2mg/L，WBC 6.4×10^9/L，NE 61.7%，TB 31.4μmol/L，降钙素原 0.05ng/ml；停亚胺培南 – 西司他丁针 0.5g 静脉滴注 每 8 小时一次加强抗感染治疗。

（10）术后第 9 天：T 管造影，肝内外胆管结石残留，胆总管下端通畅，无胆漏。停腹腔引流管。

（11）术后第 10 天：开始间断夹闭 T 管。

（12）术后第 12 天：完全夹闭 T 管 24 小时以上无不适。

（13）术后第 13 天：出院。

患者入院后炎症指标及总胆红素波动情况见图 21-3、图 21-4。

术后 T 管造影提示：左半肝切除术后改变，肝内外胆管无结石残留，胆总管下端通畅（图 21-5）。

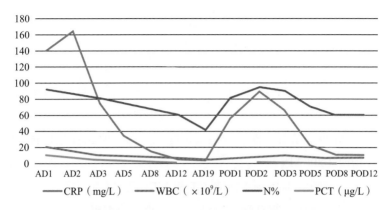

图 21-3　患者入院后炎症指标波动折线图

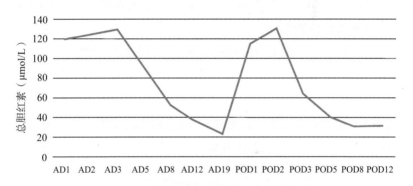

图 21-4　患者入院后总胆红素波动折线图

图 21-5　患者术后 T 管造影结果

指南节选及推荐

节选自肝胆管结石病诊断治疗指南（2007 版）、急性胆道系统感染的诊断和治疗指南（2011 版）、胆道外科抗菌药物规范化应用专家共识（2019 版）、东京指南 2018 版（TG18）。

1. 肝胆管结石诊断、分型及治疗——参考肝胆管结石病诊断治疗指南（2007 版）。

（1）诊断：本病例中患者 CT 和 MRI 提示左肝内胆管结石伴胆管扩张纤维化，胆总管下段结石，实验室检查提示肝功能异常、血清 TBIL 和 ALP 等胆系酶谱升高，提示肝内外胆管结石（4.1 肝胆系统病变的诊断）。

（2）分型：本例患者肝胆管结石局限在左肝内胆管，伴肝实质萎缩。分型为 I 型，合并肝外胆管结石 Ea 型（5. 肝胆管结石病的分型）。

（3）治疗：本病例中，患者一般情况好转后行腹腔镜下左半肝切除 + 胆囊切除 + 胆总管切开取石 +T 管引流术（6.2 肝胆管结石的手术方法）。

2. 急性胆管炎的诊断标准与严重程度评估、抗菌治疗、外科治疗——急性胆道系统感染的诊断和治疗指南（2011 版）、东京指南 2018 版（TG18）、胆道外科抗菌药物规范化应用专家共识（2019 版）。

（1）诊断标准与严重程度评估：本病例中患者曾出现高热、寒战，入院时有黄疸，腹痛，炎症反应指标升高，肝功能异常，影像学提示胆管扩张，提示急性胆管炎明确，结合 PT–INR＞1.5、PLT＜100 000/mm^3，考虑急性重症胆管炎。

（2）抗菌治疗：Ⅲ级急性胆道感染可给予第三、四代头孢类，如头孢他啶、头孢吡肟等，同时联合硝基咪唑类药物；或直接使用

β- 内酰胺酶抑制剂复合制剂、碳青霉烯类，如亚胺培南、美罗培南或替加环素等。本例患者当地有 β- 内酰胺酶抑制剂复合制剂使用病史，效果不确切，入院后直接予以亚胺培南抗感染治疗。

（3）引流治疗：任何抗菌治疗都不能替代解除胆道梗阻的治疗措施。轻度急性胆管炎经保守治疗控制症状后，根据病因继续治疗。中度、重度急性胆管炎通常对于单纯支持治疗和抗菌治疗无效，需要立即行胆管引流。首选内镜下的胆管引流术和 PTCD 引流。本例患者入院抗感染治疗后第一天病情就明显好转，生命体征平稳，遂未行引流治疗。

（4）手术时机：重度（Ⅲ级）急性胆管炎患者经过初步治疗，患者情况好转后尽早行内镜或经皮胆管引流。如果还有潜在病因需要治疗，应在患者一般情况好转后进行。对于急性重症胆囊炎，TG18 中也有文献认为在穿刺引流后 4～6 周再进行手术可减少出血、中转开腹概率和并发症。对于急性重症胆管炎，炎症控制后具体手术时机的选择，目前尚无统一意见。

| 病例总结 |

1. 肝胆管结石合并胆道感染治疗首先需判断胆道感染的严重程度，以控制严重感染为首要目标。

2. 重症胆道感染经验性使用碳青霉烯类效果良好，重症感染患者可作为一线选择。

3. 在胆道梗阻不完全时，部分重症胆道感染可以通过加强抗感染控制。但是抗生素不能替代胆管引流，在胆管引流下抗感染效果更确切。国内外诊治指南均推荐重度（Ⅲ级）急性胆管炎患者经过初步治疗，患者情况好转后尽早行内镜或经皮胆管引流。

4. 肝胆管结石伴急性重症胆管炎患者炎症控制后手术时间尚无

统一意见，本例患者在胆管炎症控制后 1 周左右手术，创面渗血多，术后一度出现肝功能不全，肝功能恢复风险大。建议适当延后手术，在炎症控制 4 周后，待炎症水肿消退，肝功能稳定后再手术会更安全。

析评

肝胆管结石合并胆道感染是外科常见的急腹症。急性重症胆管炎主要治疗方案包括积极抗感染、胆管引流和器官支持。如何积极有效控制胆道感染，并且在感染控制后选择合适治疗方案和时机进行病因治疗也是胆道外科的重要议题。

该患者诊治流程总体而言措施得当，治疗效果也令人满意。

其过程中有两点值得探讨：①该急性重症胆管炎患者在入院抗感染治疗好转后是否仍需胆管引流治疗。中度、重度急性胆管炎通常对于单纯支持治疗和抗菌治疗无效，需要立即行胆管引流。该患者虽然在没有引流情况下暂时控制了胆道感染，但是在梗阻因素未解除情况下，短期内再发感染的可能性仍然很大。临床工作中我们也经常会碰到胆道感染患者在炎症控制后等待病因治疗期间再发感染情况，导致前期治疗效果"打水漂"。在有胆管引流情况下，胆道感染复发概率降低，医生在选择治疗时机和手术方案时会更加主动和从容。②病因治疗的时机，患者 I 型 +Ea 肝内外胆管结石，行病变肝段切除 + 胆总管探查取石手术方案明确。只是手术时机有待商榷。国内研究认为肝内胆管结石合并急性胆管炎炎症控制后的肝切除时机为炎症控制后 ≥ 1 个月。更早手术组的术中出血量、输血量、输血人数、术后并发症、残余结石率、平均住院时间及住院费用等都明显更高。对于急性重症胆囊炎，TG18 中也有文献认为在穿刺引流后 4 ~ 6 周再进行手术可减少手术时间、出血、中转开腹概率和并发症。对于急性重症胆管炎，国内外指南对炎症控制后具体手术时机的选择，指南尚无统一推荐意见。本例患者术中组织粘连，水肿明显，渗血增加，给手术带来一定困难。虽然手术顺利，患者安全出院，但显然不是最佳手术时机，待组织水肿消退后再行手术会更加安全，且有利患者恢复。

（张坤　朱锦德　邵初晓）

点评

　　肝内外胆管结石合并急性胆道感染的治疗包括药物治疗、内镜治疗、手术治疗等方面，需要依据胆道感染的轻重程度、结石分布情况及肝内外胆管病变情况综合考虑。抗生素治疗初始根据经验用药，选择覆盖革兰氏阴性菌及厌氧菌的广谱抗生素，后续依据胆汁培养及血培养结果选择敏感抗生素。急性胆道感染发作加重时，胆管引流是必要的治疗措施，可选择内镜引流、PTCD等，必要时手术引流，但不宜行大范围手术干预。胆管急性炎症控制后，应行详细的检查评估，通过MRCP、增强CT（尤其是冠状位）、胆管引流管造影等方法明确胆管病变，根据有无肝叶萎缩、胆管狭窄部位、肝硬化程度、有无胆管囊肿及肝功能储备情况选择合理的确定性手术方式。本病例诊治流程总体而言措施得当，治疗效果满意，并在自我析评中结合各种指南对治疗过程进行了分析。但有几点值得改进：①术前评估分型为Ⅰ型，合并肝外胆管结石Ea型，应该进一步仔细评估左肝内胆管狭窄的部位，左肝管主干及Ⅳ段胆管是否正常，必要时可以结合术中胆道镜检查，以决定左半肝切除还是左外叶切除；②手术时机不是最佳选择，存在增加手术创伤及诱发肝功能不全的风险，胆管压力改变、肝细胞及胆管细胞炎症性损伤等因素对肝功能影响较大，选择更加合理的手术时机可以增加手术安全性。

（王健东　张永杰　曾永毅）

参考文献

[1] 中华医学会外科学分会胆道外科学组. 肝胆管结石病诊断治疗指南 [J]. 中华消化外科杂志，2007，6（2）：156-161.

[2] Yokoe M, Hata J, Takada T, et al. Tokyo Guidelines 2018: diagnostic criteria and severity grading of acute cholecystitis (with videos) [J]. J Hepatobiliary Pancreat Sci, 2018, 25: 41-54.

[3] Miura F, Okamoto K, Takada T, et al. Tokyo Guidelines 2018: initial management of acute biliary infection and flowchart for acute cholangitis [J]. J Hepatobiliary Pancreat Sci, 2018, 25: 31-40.

[4] Kiriyama S, Kozaka K, Takada T. et al. Tokyo Guidelines 2018: diagnostic criteria and severity grading of acute cholangitis (with videos) [J]. J Hepatobiliary Pancreat Sci, 2018, 25: 17-30.

[5] Mukai S, Itoi T, Baron TH, et al. Indications and techniques of biliary drainage for acute cholangitis in updated Tokyo Guidelines 2018[J]. J Hepatobiliary Pancreat Sci, 2017, 24: 537-549.

[6] Okamoto K, Suzuki K, Takada T, et al. Tokyo Guidelines 2018: flowchart for the management of acute cholecystitis [J]. J Hepatobiliary Pancreat Sci, 2018, 25: 55-72.

[7] 张宇华. 急性胆道感染《东京指南（2018）》拔萃 [J]. 中国实用外科杂志，2018，38（7）：767-774 .

[8] 董汉华，武齐齐，陈孝平. 急性胆道感染东京指南（2018 版）更新解读 [J]. 临床外科杂志，2019，27（1）：5-9.

[9] 李绍强，梁力建，彭宝岗，等. 肝内胆管结石合并急性胆管炎的肝切除时机 [J]. 中华外科杂志，2006，44（23）：1607-1609.

[10] 张晓，刘青光，姚英民，等. 肝切除治疗肝内胆管结石合并急性胆管炎的手术时机探讨 [J]. 肝胆外科杂志，2009，17（2）：96-99.

[11] 中华医学会外科学分会胆道外科学组，中国研究型医院学会加速康复外科专业委员会，中华外科杂志编辑部. 胆道外科抗菌药物规范化应用专家共识（2019 版）[J]. 中华外科杂志，2019，57（7）：

481-487.

[12] 中华医学会外科学分会胆道外科学组. 急性胆道系统感染的诊断和治疗指南（2011版）[J]. 中华消化外科杂志，2011，10（1）：9-13.

[13] El-Gendi A, El-Shafei M, Emara D. Emergency versus delayed cholecystectomy after percutaneous transhepatic gallbladder drainage in grade Ⅱ acute cholecystitis patients [J]. J GastrointestSurg, 2017, 21: 284-293.

[14] Karakayali FY, Akdur A, Kirnap M, et al. Emergency cholecystectomy vs percutaneous cholecystostomyplus delayed cholecystectomy for patients with acute cholecystitis [J]. Hepatobiliary Pancreat Dis Int, 2014, 13: 316-322.

肝门部胆管癌围手术期抗感染治疗病例

┃ 病例介绍 ┃

患者，56 岁，男性。

1. **主诉** 上腹胀痛伴恶心呕吐 1 周。

2. **现病史** 患者 1 周前出现上腹部胀痛不适，偶有恶心、呕吐，呕吐物为胃内容物，不伴肩背部放射痛，我院急诊查血化验提示肝功能不全，胆红素升高，门诊拟"肝功能不全、黄疸"收住入院。

3. **既往史** 无殊。

4. **个人史** 吸烟（1 包 /d），偶饮酒；肝炎病史（－）。

5. **查体** 神志清，精神可，全身皮肤巩膜黄染，浅表淋巴结未及肿大，心肺听诊无殊，腹平软，上腹部轻压痛，无反跳痛，Murphy 征阴性。

6. **实验室检查**

血常规：WBC 4.5×10^9/L，NE 81.5%，CRP 7.4mg/L。

血生化：ALT 333.9U/L，AST 163.0U/L，TBIL 130.4μmol/L，DBIL 99.8μmol/L，ALP 401.5U/L，GGT 697.6U/L。

上腹部彩超：餐后胆囊、肝内胆管轻度扩张，建议进一步检查。

7. **初步诊断** 梗阻性黄疸肝功能不全。

8. **治疗过程**

（1）入院治疗：异甘草酸镁护肝、苦黄降黄、解痉等治疗。

（2）完善检查

血常规：WBC 4.9×10⁹/L，Hb 143g/L，PLT 262×10⁹/L，CRP 6.6mg/L。

血生化：ALT 315.9U/L，AST 160.1U/L，TBIL 70.5μmol/L，DBIL 45.4μmol/L，ALP 441.5U/L，GGT 837.6U/L。

肿瘤标记物：CA199 4 770.23U/ml，CEA 119.88ng/ml，CA125 83.00U/ml。

上腹部增强 CT：①肝门部胆管 MT 伴肝门部淋巴结转移首先考虑，肝内胆管轻度扩张，请结合 MRI 检查；②胆囊炎（图 22-1）。

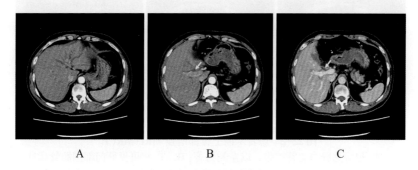

图 22-1　患者术前上腹部增强 CT
A. 动脉期可见肝内胆管扩张，以左侧为著；B. 动脉期可见左肝管起始部管壁增厚并强化，箭头所示管壁增厚伴管腔狭窄的左肝管；C. 门脉期可见肝总管壁增厚伴强化，箭头所示管壁增厚伴管腔狭窄的肝总管

上腹部增强 MRI+MRCP：肝门占位，胆管癌首先考虑，门脉周围淋巴结肿大，肝内胆管扩张，请结合临床（图 22-2）。

影像学显示：肝内胆管扩张，以左侧为著；肝门部胆管壁增厚伴强化；MRCP 见肝总管及左肝管明显狭窄。

（3）修正诊断：肝门部胆管癌（Bismuth Ⅲ b）梗阻性黄疸肝功能不全。

（4）入院第 7 天：患者出现低热伴血象轻度升高（WBC 9.7×10⁹/L，CRP 9.8mg/L），黄疸加深（TBIL 286.7μmol/L，DBIL

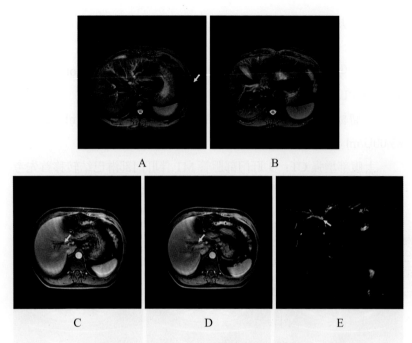

图 22-2　患者术前上腹部增强 MRI+MRCP

A. T$_2$ 相可见肝内胆管扩张，以左侧为著；B. T$_2$ 相可见肝门部围胆管病灶，箭头所示病灶位置；C. T$_1$ 相动脉期可见左肝管起始部管壁增厚并强化，箭头所示管壁增厚伴管腔狭窄的左肝管；D. T$_1$ 相动脉期可见肝总管壁增厚伴强化，箭头所示管壁增厚伴管腔狭窄的肝总管；E. MRCP 可见肝总管狭窄、左肝管起始部显影中断，箭头所示左肝管至肝总管水成像显示中断

196.1μmol/L），考虑胆道梗阻加重伴感染，加用厄他培南，拟行 PTCD 引流。

（5）入院第 8 天：因肝内胆管扩张程度不够，PTCD 未成功。

（6）入院第 10 天（2020 年 6 月 29 日）：复查炎症指标（WBC 11.3×10⁹/L，CRP 22.5mg/L，PCT 0.66ng/ml），肝功能（TBIL 482.4μmol/L，DBIL 297.5μmol/L，ALT 587.5U/L，AST 366.4U/L，ALP 787.8U/L，GGT 751.1U/L）；超声引导下于右侧肝内胆管放置 PTCD 管引流，胆汁病原学送检（－）。

（7）入院第 15 天：经抗炎、护肝、胆管外引流，复查炎症指标（WBC 10.2 × 10⁹/L，CRP 19.5mg/L，PCT 0.48ng/ml），肝功能（TBIL 284.7μmol/L，DBIL 215.4μmol/L，ALT 176.6U/L，AST 59.7U/L，ALP 511.0U/L，GGT 341.0U/L，图 22-3 ）。

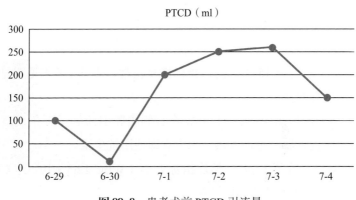

PTCD（ml）

图 22-3　患者术前 PTCD 引流量

（8）入院第 16 天（2020 年 7 月 5 日）：行全麻下"肝门部胆管癌根治术（左半肝切除 + 肝尾状叶切除 + 胆管病损切除 + 胆囊切除 + 腹腔淋巴结清扫 + 右肝管空肠吻合术），术后继续厄他培南抗感染、护肝 / 降黄，PTCD 引流。

（9）术后常规病理

1 ）（左半肝及尾状叶）肝门部胆管癌（中分化腺癌），大小 2.5cm × 2.1cm，侵犯神经束，血管内见癌栓（ + ）。

2 ）淋巴结转移情况：第 8/12 组淋巴结（5/11 颗），第 13 组淋巴结（0/2 颗）。

3 ）胆总管下切缘、右肝管切缘、肝断端切缘均阴性。

4 ）慢性胆囊炎。

（10）术后第 9 天：患者体温正常持续 5 天，腹部 CT 未见明显积液、双侧腹腔引流管引流液胆红素测定阴性、病原学阴性，停用厄他培南。

（11）术后第 10 天：患者前半夜出现发热伴畏寒。

（12）术后第 11 天：炎症指标升高（WBC 15.5×10⁹/L，CRP 46.7mg/L，PCT 0.86ng/ml），考虑存在感染，遂拟用抗生素。出于两个原因：厄他培南已使用近 3 周，病原学检测阴性，遂更换广谱抗生素莫西沙星，当天患者体温恢复正常。

（13）术后第 13 天：患者体温正常，予夹闭 PTCD 管。

（14）术后第 15 天：炎症指标恢复正常，腹部 CT 未见明显积液，停用莫西沙星。

（15）术后第 16 天：上午拔除右侧腹腔引流管，下午出现低热，考虑拔管后一过性发热，未予立即使用抗生素。

（16）术后第 17 天：炎症指标升高（WBC 12.3×10⁹/L，CRP 18.8mg/L），重新使用莫西沙星。

（17）术后第 18 天：开放 PTCD 管，大小便找真菌/咽拭子、引流液培养；小便真菌阳性。

（18）术后第 19 天：大便真菌阳性，考虑二重感染，加用氟康唑抗真菌治疗。

（19）术后第 21 天：咽拭子培养结果：白假丝酵母（氟康唑敏感）、木糖氧化产碱杆菌（莫西沙星中介、头孢哌酮舒巴坦钠敏感）。

（20）术后第 22 天：停用莫西沙星，改用头孢哌酮舒巴坦钠抗革兰氏阴性菌治疗。次日患者体温恢复正常。

（21）术后第 24 天：腹腔引流液培养结果：溶血葡萄球菌（万古霉素敏感）；炎症指标（WBC 7.6×10⁹/L，CRP 44.6mg/L）；综合考虑，加用万古霉素抗真菌治疗。

（22）术后第 25、26 天：大小便真菌阴性。

患者体温自术后第 23 天起恢复正常并维持 3 天后再次出现低热。

（23）术后第28天：PTCD管内胆汁培养：屎肠球菌（万古霉素敏感），肺炎克雷伯菌（头孢哌酮舒巴坦敏感），光滑假丝酵母（氟康唑敏感）。

（24）术后第29天：腹腔引流液培养阴性。

（25）术后第33天：PTCD管内胆汁培养：屎肠球菌。

患者自术后第27天起反复低热，但其间开始白细胞计数/PCT正常范围、CRP呈下降趋势（图22-4～图22-6）。

（26）术后第35天：感染科、临床药学科会诊：患者抗菌谱全面覆盖，且PTCD管通畅引流，目前仍有反复低热，不排除药物性发热；故停用头孢哌酮舒巴坦、万古霉素、氟康唑及所有静脉用药（图22-7），保持PTCD引流。

（27）术后第37天：患者体温恢复正常，持续正常3天后开放PTCD管出院。

（28）出院第1周复诊时夹闭PTCD管，术后第2周复诊时拔除PTCD管。

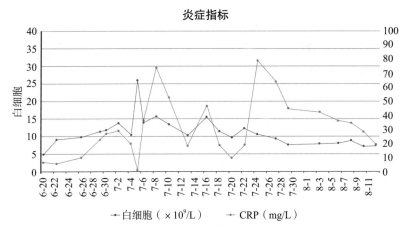

图 22-4 患者住院期间白细胞计数、CRP 变化曲线

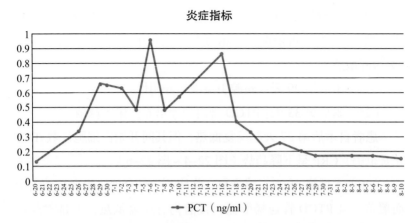

图 22-5 患者住院期间 PCT（降钙素原）变化曲线
（本单位 PCT 正常参考值＜0.50ng/ml）

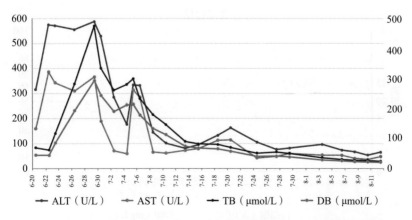

图 22-6 患者住院期间肝功能（丙氨酸氨基转移酶 /ALT、天冬氨酸氨基转移
酶 /AST、总胆红素 /TB、直接胆红素 /DB）变化曲线

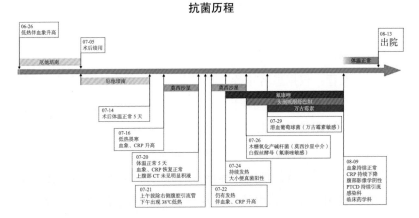

图 22-7 患者住院期间抗生素使用情况及其调整的依据

▌指南节选及推荐▐

节选自《肝门部胆管癌诊断和治疗指南（2013 版）》《肝门部胆管癌规范化诊治专家共识（2015）》《胆道外科抗菌药物规范化应用专家共识（2019 版）》《东京指南 2018 版（TG18）》。

1. 肝门部胆管癌的临床分型和分期——参考《肝门部胆管癌诊断和治疗指南（2013 版）》。

推荐 1：采用 Bismuth-Corlette 分型可对癌肿累及胆管树的部位、范围及可切除性进行初步评估；采用国际胆管癌协会分期系统可对癌肿累及胆管树及邻近组织结构的状况、预留肝脏功能性体积、可切除性、术式选择及患者预后进行较为全面的判断（推荐等级 C1）。

该患者术前腹部 CT/MRI-MRCP 提示肝内胆管扩张，以左侧肝内胆管扩张为著；肝门部胆管壁增厚伴强化，累及左肝管、肝总管；考虑肝门部淋巴结转移可能，排除远处转移（术前外院 PET/CT）；故术前诊断肝门部胆管癌（Bismuth-Corlette Ⅲ b 型，Ⅲ B 期）。

2. 肝门部胆管癌治愈性手术前的胆管引流——参考《肝门部胆管癌诊断和治疗指南（2013版）》《肝门部胆管癌规范化诊治专家共识（2015）》。

前者推荐：根据患者年龄、胆红素水平、黄疸持续时间、肝肾功能、体能和营养状况、预计手术方式等综合判断是否需要术前胆管引流。对梗阻性黄疸患者中血清胆红素＞200μmol/L且同时需要大范围肝切除（切除肝叶＞全肝体积60%）、或合并胆管炎、或营养风险大、或需做选择性门静脉栓塞的肝门部胆管癌患者应考虑给予术前胆管引流。胆管引流的方法应根据技术条件以及胆管扩张程度进行选择（推荐等级B），一般首选做预留侧肝叶的胆管引流（推荐等级C1）。

后者推荐：黄疸患者拟行大部肝切除（≥3~4个肝段），或存在胆道感染且药物治疗无效者需行术前胆管引流。无合并肝硬化、活动性肝炎者如拟行大部肝切除，总胆红素超过85μmol/L（5mg/dl）或未来残余肝（FLR）胆管扩张者，建议术前行胆管引流减黄、使总胆红素降至85μmol/L（5mg/dl）以下，并进行肝储备功能等评价，再实施肝切除手术。

该患者在入院时胆红素高于100μmol/L，完善术前准备期间一度上升至480μmol/L，同时合并发热伴血象升高，考虑存在胆道感染，因此术前予施行预留侧肝叶的胆管引流，待黄疸改善后予行根治术。不足的是，患者减黄后胆红素并未降至指南及共识推荐的阈值。

3. 胆道感染的诊断标准、严重程度分级与抗菌治疗——参考《胆道外科抗菌药物规范化应用专家共识（2019版）》《东京指南2018版（TG18）》。

分级推荐意见：推荐按照TG18分级标准对急性胆道感染严重程度进行分级（表22-1）。

表 22-1 《东京指南 2018 版（TG18）》急性胆道感染程度分级

级别	内容
Ⅲ级（严重）急性胆管炎	与下列器官和/或系统功能障碍有关的急性胆管炎： 1. 心血管功能障碍：需要多巴胺治疗低血压，剂量≥5μg·kg^{-1}·min^{-1}，或任何剂量的去甲肾上腺素 2. 神经功能障碍：意识障碍 3. 呼吸功能障碍：氧合指数＜300mmHg 4. 肾功能不全：少尿，血肌酐＞176.8μmol/L 5. 肝功能障碍：PT-INR＞1.5 6. 血液功能障碍：血小板计数＜100×10^9/L
Ⅱ级（中度）急性胆管炎	与下列任何两种情况有关的急性胆管炎： 1. 白细胞计数异常（＞12×10^9/L 或＜4×10^9/L） 2. 高热（≥39℃） 3. 年龄（≥75岁） 4. 高胆红素血症（总胆红素≥85.5μmol/L） 5. 低白蛋白血症（＜正常值低限的 70%）
Ⅰ级（轻度）急性胆管炎	在最初诊断时不符合"Ⅲ级（严重）"或"Ⅱ级（中度）"急性胆管炎的标准

注：PT 示凝血酶原时间，INR 示国际标准化比值；1mmHg=0.133kPa

病原学推荐意见：除Ⅰ级急性胆囊炎患者外，应在任何有创性诊疗操作开始时抽取胆汁送细菌培养。

抗生素选用推荐意见：

（1）Ⅰ级和Ⅱ级急性胆道感染可给予第二、三代头孢菌素，同时联合硝基咪唑类药物，或直接选择头孢哌酮/舒巴坦、哌拉西林/他唑巴坦。

（2）Ⅲ级急性胆道感染可给予第三、四代头孢类，同时联合硝基咪唑类药物；或直接使用β-内酰胺酶抑制剂复合制剂、碳青霉烯类。

（3）梗阻性黄疸出现胆道感染症状如腹痛、体温升高、血白细胞计数＞10.0×10^9/L 时，在胆汁引流通畅的基础上，需应用抗菌药物治疗。经验性用药给予第三代头孢菌素，联合硝基咪唑类；或碳青霉烯类或替加环素。警惕合并有革兰氏阳性菌感染，可给予万古霉素、替考拉宁或利奈唑胺。尽量取得胆汁进行细菌培养，尽早施行目标性治疗。

抗生素停用推荐意见：

停药指征：①体温正常 72 小时以上；②腹痛及腹部压痛、反跳痛等临床表现缓解或消失；③血常规白细胞计数正常；④PCT ＜0.05μg/L；⑤Ⅲ级以上急性胆道感染患者，血流动力学指标及重要器官功能恢复正常。

该患者在入院时胆道梗阻明确，后出现发热伴炎症指标升高，考虑继发胆道感染，故予厄他培南抗感染治疗（在 TG18：抗菌药物治疗急性胆管炎和胆囊炎章节中指出厄他培南可作为Ⅰ/Ⅱ/Ⅲ级急性胆道感染的抗生素推荐）。在 PTCD 引流、手术根治后的各个节点上对胆汁、腹腔引流液、咽拭子、大小便等临床样本进行了病原学的检测和培养，在后期的抗菌治疗过程中根据药敏试验结果调整选用抗生素。

▌病例总结▐

1. 规范治疗　肝门部胆管癌伴梗阻性黄疸患者手术时机的把握。术前完善准备，术中仔细操作，术后通畅引流。

2. 有样必采　及时留取病原学证据，为抗生素的合理选用提供依据。

3. 及时拔除失去功能的引流管、深静脉导管以免增加感染的途径。

4. 不放过任何可能的感染灶，哪怕是通畅引流的 PTCD 管。

5. 排除其他可能的情况时要考虑药物性发热的可能性。

析评

　　肝门部胆管癌因其手术切除率低、并发症多、临床疗效不佳，被认为是胆道外科最具有挑战性的难题之一。肝门部胆管癌位置特殊，根治手术时，通常需要联合（扩大）半肝切除，而患者多半合并梗阻性黄疸，肝功能储备状态对术后恢复至关重要。由于胆肠先天解剖关系以及术后胆肠吻合状态，使得胆道感染的细菌谱较广，通常合并革兰氏阴性菌（约2/3）、革兰氏阳性菌（约1/3）以及厌氧菌。综合术前感染、肝功能储备、术后胆漏、细菌谱特点等诸多因素，肝门部胆管癌围术期抗感染治疗甚为复杂。

　　该患者诊疗过程基本符合规范，抗生素的选用及调整有据可循，治疗效果也令人满意。

　　但就患者整个诊疗过程而言，仍有几点值得进一步探讨和改进：①该患者是否真的需要术前减黄？患者入院时 TBIL 130.4μmol/L，经对症治疗后最低降至 62.7μmol/L（入院第2天），由于主客观等因素（检查等待时间、术前发热）导致患者并没有及时接受手术，以致胆道梗阻逐渐加重，不得不行术前胆管引流以改善肝功能。②术前减黄是否到位？在错失最佳手术时机后患者接受了 PTCD 减黄，黄疸明显减轻，TBIL 从最高 482.4μmol/L 降至术前 284.7μmol/L。但根据《肝门部胆管癌规范化诊治专家共识（2015）》推荐，拟行肝大部切除的肝门部胆管癌患者合并梗阻性黄疸时建议术前行胆管引流减黄、使 TBIL 降至 85μmol/L 以下，而该患者在黄疸水平较高的情况下接受了左半肝＋尾状叶切除，欠佳的肝功能储备也可能是术后感染的重要原因之一。③腹腔引流管拔除是否及时？就单纯手术而言是成功的：术后两次复查上腹部 CT 均未见术区明显积液；术后腹腔引流液胆汁测定阴性，排除胆漏；且右侧腹腔引流管术后第4天已无明显液体，左侧腹腔引流管引流量在术后第11天时少于20ml。由于患者的反复低热，使得对腹腔引流管的拔除格外谨慎，双侧腹腔引流管的拔除均被拖延了10天以上，增加了术后腹腔感染的风险。④该患者围术期抗生素使用周期过长，导致菌群失调，继发真菌感染。抗生素的使用并不是菌谱覆盖越广越好、时间越长越好，合理的选用和及时的停用，可有效避免二重感染。

（孙旭　严强）

　　肝门部胆管癌的治疗是胆道外科的难点之一，根治性手术切除是患者获得长期生存的唯一手段。由于肿瘤部位的特殊性，手术往往涉及大范围肝切除、淋巴结清扫、血管切除重建等，对术前评估、术前准备（包括减黄）、手术操作、术后处理有较高的要求。本病例完整地展示了一例肝门部胆管癌围手术期处理的全过程，并在自我析评中对治疗过程中的不足及可以改进的地方进行了较好的分析，对临床工作有一定的借鉴价值。另外有几点值得重视：①患者入院时的检查结果满足手术条件，术前准备时间过长，发生了胆道感染及黄疸快速升高而被迫进行更复杂的术前准备，在PTBD未成功的情况下，未及时选择内镜ENBD减黄。②施行PTBD后，引流量、性状及胆红素下降速度可以帮助判断肝功能恢复及储备情况，不一定要降到某个指标，手术时机选择略有不足。③手术完成后，如果右肝管空肠吻合满意，可以及时拔除PTBD管，以减少感染源。

（洪德飞　刘厚宝　王健东）

┃ 参考文献 ┃

[1] 中华医学会外科学分会胆道外科学组，中国研究型医院学会加速康复外科专业委员会，中华外科杂志编辑部. 胆道外科抗菌药物规范化应用专家共识（2019版）[J]. 中华外科杂志，2019，57（7）：481-487.

[2] Fumihiko M, Kohji O, Tadahiro T, et al. Tokyo Guidelines 2018: initial management of acute biliary infection and flowchart for acute cholangitis [J]. J Hepatobiliary Pancreat Sci, 2018, 25(1): 31-40.

[3] Gomi H, Solomkin JS, Schlossberg D, et al. Tokyo Guidelines 2018: antimicrobial therapy for acute cholangitis and cholecystitis [J]. J Hepatobiliary Pancreat Sci, 2018, 25(1): 3-16.

[4] 中华医学会外科学分会外科感染与重症医学学组，中国医师协会外科医师分会肠瘘外科医师专业委员会. 中国腹腔感染诊治指南（2019版）[J]. 中国实用外科杂志，2020，40（1）：1-16.

[5] 中华医学会外科学分会胆道外科学组，解放军全军肝胆外科专业委员会. 肝门部胆管癌诊断和治疗指南（2013版）[J]. 中华外科杂志，2013，51（10）：865-871.

[6] 中国抗癌协会. 肝门部胆管癌规范化诊治专家共识（2015）[J]. 中华肝胆外科杂志，2015，21（8）：505-511.

[7] Mansour JC, Aloia TA, Crane CH, et al. Hilar cholangiocarcinoma: expert consensus statement [J]. HPB (Oxford), 2015, 17(8): 691-699.

[8] Chen KJ, Yang FC, Qin YS, et al. Assessment of clinical outcomes of advanced hilar cholangiocarcinoma [J]. Hepatobiliary Pancreat Dis Int, 2018, 17(2): 155-162.

[9] Ribero D, Zimmitti G, Aloia TA, et al. Preoperative Cholangitis and Future Liver Remnant Volume Determine the Risk of Liver Failure in Patients Undergoing Resection for Hilar Cholangiocarcinoma [J]. J Am Coll Surg, 2016, 223(1): 87-97.

[10] Zhang XF, Beal EW, Merath K, et al. Oncologic effects of preoperative biliary drainage in resectable hilar cholangiocarcinoma: Percutaneous

biliary drainage has no adverse effects on survival [J]. J Surg Oncol, 2018, 117(6): 1267-1277.

[11] 王杰，刘厚宝. 肝门部胆管癌术前胆道引流的现状和研究进展 [J]. 中华肝胆外科杂志，2018，24（1）：59-64.

[12] Wiggers JK, Groot KB, Cieslak KP, et al. Postoperative Mortality after Liver Resection for Perihilar Cholangiocarcinoma: Development of a Risk Score and Importance of Biliary Drainage of the Future Liver Remnant [J]. J Am Coll Surg, 2016, 223(2): 321-331.

[13] Ramanathan R, Borrebach J, Tohme S, et al. Preoperative Biliary Drainage Is Associated with Increased Complications After Liver Resection for Proximal Cholangiocarcinoma [J]. J Gastrointest Surg, 2018, 22(11): 1950-1957.

[14] Ribero D, Zimmitti G, Aloia TA, et al. Preoperative Cholangitis and Future Liver Remnant Volume Determine the Risk of Liver Failure in Patients Undergoing Resection for Hilar Cholangiocarcinoma [J]. J Am Coll Surg, 2016, 223(1): 87-97.

[15] Singh A, Rathi S, Kalra N, et al. Preoperative drainage for perihilar cholangiocarcinoma [J]. Lancet Gastroenterol Hepatol, 2019, 4(1): 10.

[16] Coelen R, Roos E, Rauws E, et al. Preoperative drainage for perihilar cholangiocarcinoma-Authors' reply [J]. Lancet Gastroenterol Hepatol, 2019, 4(1): 11-12.

[17] Wronka KM, Grąt M, Stypułkowski J, et al. Relevance of Preoperative Hyperbilirubinemia in Patients Undergoing Hepatobiliary Resection for Hilar Cholangiocarcinoma [J]. J Clin Med, 2019, 8(4): 458.

[18] Teng F, Tang YY, Dai JL, et al. The effect and safety of preoperative biliary drainage in patients with hilar cholangiocarcinoma: an updated meta-analysis [J]. World J Surg Oncol, 2020, 18(1): 174.

[19] Chen GF, Yu WD, Wang JR, et al. The methods of preoperative biliary drainage for resectable hilar cholangiocarcinoma patients: A protocol for systematic review and meta analysis [J]. Medicine (Baltimore), 2020, 99(21): e20237.

胆道感染期间肝切除时机的把握

急性胆管炎控制后 1 个月内肝切除并发症发生率、术后残石率、住院时间均显著高于 1 个月后组。建议肝内胆管结石合并急性胆管炎炎症控制后的肝切除时机为炎症控制后 1 个月以上。

（洪德飞）

参考文献

李绍强，梁力建，彭宝岗，等. 肝内胆管结石合并急性胆管炎的肝切除时机. 中华外科杂志，2006，44（23）：1607-1609.

急性胆道感染诊治原则

　　急性胆道感染主要指急性胆囊炎和急性胆管炎，是在胆道梗阻的基础上，主要由细菌感染引起的一类感染性疾病。急性胆道感染若不及时治疗，细菌逆行入血将导致脓毒血症、感染性休克、多脏器功能衰竭（MODS）甚至死亡。因此制定并贯彻落实急性胆道感染诊治原则，做到早诊断、早治疗，将显著降低急性胆道感染的并发症率和死亡率，促进患者快速康复并提高患者的生活质量。笔者根据中华医学会外科学分会胆道外科学组制定的《急性胆道系统感染的诊断和治疗指南（2021版）》和日本肝胆胰外科协会制定的《东京指南（2018版）》（TG18）提出急性胆道感染的临床诊治思路和处理原则。

一、明确是否存在急性胆道感染

　　急性胆道感染并不少见，其最常见的病因是胆管结石。据报道高达20%的成年人存在胆管结石，其中超过20%的患者会因为胆管结石而引起急性胆道感染或其他并发症。因此对于急腹症患者，尤其是合并胆石症的患者，首先应明确是否存在急性胆道感染，防止因症状不典型而漏诊误诊。TG18将急性胆囊炎的诊断标准分为A.局部炎症、B.全身炎症和C.影像学检查三个方面；将急性胆管炎的诊断标准也分为A.全身炎症、B.胆汁淤积和C.影像学检查三个方面，符合两个方面（必须包含A）即为疑似诊断，符合三个方面即为确切诊断。急性胆囊炎的局部炎症包括右上腹疼痛、Murphy征阳性、右上腹肿块/腹膜刺激征。全身炎症包括发热、

C 反应蛋白水平和白细胞计数升高。胆汁淤积包括高胆红素血症、肝酶和胆酶升高。影像学检查包括腹部 B 超、CT 和 MRI，急性胆囊炎可发现胆囊增大、胆囊壁增厚、胆囊颈部结石嵌顿、胆囊周围积液等征象，急性胆管炎可发现胆管扩张或狭窄、结石、肿瘤等征象。总之，急性胆道感染的诊断必须结合症状、体征、实验室检查和影像学检查做出综合判断。

对于临床表现不典型的急性胆道感染，如未出现明显的 Charcot 三联征，此时依据影像学检查发现的胆管扩张、结石或肿瘤等间接征象，在排除其他感染性疾病后，应考虑到急性胆管炎的诊断。特别是老年患者和非结石性胆囊炎患者，其病情急、重、快，一旦误诊，常导致严重并发症甚至死亡。

二、全面评估急性胆道感染的严重程度

急性胆道感染的病程发展迅速，轻症患者如未及时有效治疗，将发展为重症并将导致严重的并发症，因此明确诊断后应及时对急性胆道感染进行严重程度评估。TG18 沿用了 TG13 制定的分级标准，将急性胆囊炎和急性胆管炎都分为轻、中、重三个级别：当急性胆道感染合并其他器官（心、脑、肺、肾、肝、骨髓）功能不全时即为重度；当急性胆囊炎合并白细胞计数>18×10^9/L、右上腹触及压痛的肿块、发病超过 72 小时、明显的局部炎症中的 2 项时即为中度，当急性胆管炎合并白细胞计数>12×10^9/L 或<4×10^9/L、体温 ≥ 39℃、年龄 ≥ 75 岁、总胆红素 ≥ 85.5μmol/L、低蛋白血症中的 2 项时即为中度；当急性胆道感染不存在上述情况为轻度。因此在急性胆道感染的诊治中，应高度重视脏器功能的检测与评估，尤其要关注老年、未能早期诊断以及合并基础疾病（如糖尿病、高血压、慢性阻塞性肺疾病等）的急性胆道感染患者，应给予全身脏器支持治疗，维持水、电解质、酸碱平衡，持续监测呼吸和血流动

力学，从而控制全身炎症反应综合征（SIRS），防止炎症由局部走向全身、由轻症转向重症，产生以 MODS 为特征的严重胆道感染。

三、遵循急性胆道感染的分阶梯治疗原则

急性胆道感染的严重程度不同，治疗方法和预后也不同，应根据严重程度分阶梯进行相应的治疗。对于轻度急性胆囊炎，腹腔镜胆囊切除术（LC）是最佳治疗策略；对于轻度急性胆管炎，多数患者经抗生素治疗后可控制症状，然后继续针对病因治疗。对于中度急性胆囊炎，应在患者能耐受的情况下尽早行 LC，如不能耐受，则行抗菌治疗和经皮经肝穿刺胆囊引流（PTGBD）；对于中度急性胆管炎，应在抗菌治疗的同时尽早行内镜逆行胰胆管支架或鼻胆管引流，或经皮经肝穿刺胆管引流（PTCD）。对于重度急性胆囊炎和重度急性胆管炎，都应尽早给予足够的器官支持治疗以改善器官功能不全，并及时行胆囊和胆管引流。总之，急性胆道感染的治疗应遵循"个体化、分阶梯"的治疗原则，首要任务是充分引流、解除胆囊和胆道梗阻，尤其对胆道完全梗阻者，若不及时行胆管引流，必定会发展为重症胆道感染并危及生命。在胆管引流的基础上，应正确把握手术指征与手术时机，选择正确的手术方法。

四、规范合理使用抗生素

正常情况下胆汁是无菌的，胆道梗阻与细菌入侵是急性胆道感染的重要发病机制，这些致病菌主要来源于肠道，以革兰氏阴性菌为主（67.5%），最常见者依次是大肠埃希菌、肺炎克雷伯菌、铜绿假单胞菌等，革兰氏阳性菌则以肠球菌为主，且胆道感染通常合并厌氧菌感染。因此，抗生素的使用对急性胆道感染的治疗具有重要意义，但应强调的是，任何抗生素治疗都不能替代有效的胆管引流，通畅胆管引流是抗生素有效使用的前提与基础。抗生素的使用

时机应尽早，轻度和中度患者应在确诊后 6 小时内、重度患者应在确诊后 1 小时内使用抗生素。在抗生素治疗前应进行胆汁培养和血液培养，在培养结果出来前，首先选用针对胆道感染的常见细菌谱选择广谱抗生素进行经验性治疗。轻、中度感染患者可给予第二、三代头孢菌素，同时联合硝基咪唑类药物，或直接选择头孢哌酮 / 舒巴坦、哌拉西林 / 他唑巴坦；重度患者可给予第三、四代头孢类，同时联合硝基咪唑类药物，或直接使用 β- 内酰胺酶抑制剂复合制剂或碳青霉烯类。在明确致病菌后，应根据药敏试验结果选择敏感的抗生素进行针对性治疗，并定期对疗效进行评估，避免不必要地长期使用抗菌药物。一般来说，轻、中度急性胆囊炎患者术后使用抗生素不应超过 24 小时，重度急性胆囊炎或急性胆管炎患者抗生素应使用至感染源控制后 5~7 天。抗生素的停药指征包括体温正常 72 小时以上、临床表现缓解或消失、白细胞计数正常、降钙素原 $<0.05\mu g/L$，对于重度患者，还应包括血流动力学指标及重要器官功能恢复正常。

五、适时进行对因治疗

胆道梗阻是胆道感染的主要原因，结石、肿瘤、损伤、畸形和寄生虫等均会引起胆道梗阻，导致胆道感染，并且胆道感染、胆管狭窄和胆管结石又互为因果。最终要彻底治愈急性胆道感染要针对原发疾病进行治疗（对因治疗），从而彻底解除胆道梗阻，通畅胆管引流。但是在急性胆道感染期，应以控制炎症、胆管引流为主如 PTGBD、PTCD 或鼻胆管引流等，待患者全身状况好转后再处理原发疾病，尤其是复杂的胆道原发疾病如肝门胆管癌、肝内胆管结石等。除非经过各种胆管引流与抗生素治疗仍然不能控制胆道感染，原则上反对在急性胆道感染期行复杂的胆道手术如半肝切除等，避免因手术创伤导致患者免疫力低下，引起感染全身播散。

综上所述，对于急性胆道感染，首先应定性诊断、分级评估，再根据感染的严重程度进行相应的阶梯治疗，主要原则是充分引流、解除胆道梗阻，同时进行规范化的抗生素治疗，待感染控制后进一步处理原发疾病。在实际的临床工作中，应对每一位患者进行个体化的评估与诊治，从而降低急性胆道感染的并发症率和死亡率，提高患者的生活质量。

（杨传鑫　王坚）

参考文献

[1] Lammert F, Gurusamy K, Ko CW, et al. Gallstones [J]. Nat Rev Dis Primers, 2016, 2: 16024.

[2] Kiriyama S, Kozaka K, Takada T, et al. Tokyo Guidelines 2018: diagnostic criteria and severity grading of acute cholangitis (with videos) [J]. J Hepatobiliary Pancreat Sci, 2018, 25(1): 17-30.

[3] Huffman JL, Schenker S. Acute acalculous cholecystitis: a review [J]. Clin Gastroenterol Hepatol, 2010, 8(1): 15-22.

[4] Miura F, Okamoto K, Takada T, et al. Tokyo Guidelines 2018: initial management of acute biliary infection and flowchart for acute cholangitis [J]. J Hepatobiliary Pancreat Sci, 2018, 25(1): 31-40.

[5] Mayumi T, Okamoto K, Takada T, et al. Tokyo Guidelines 2018: management bundles for acute cholangitis and cholecystitis [J]. J Hepatobiliary Pancreat Sci, 2018, 25(1): 96-100.

[6] 中华医学会外科学分会胆道外科学组，中国研究型医院学会加速康复外科专业委员会，中华外科杂志编辑部. 胆道外科抗菌药物规范化应用专家共识(2019 版)[J]. 中华外科杂志，2019，57（7）：481-487.

[7] Gomi H, Solomkin JS, Schlossberg D, et al. Tokyo Guidelines 2018: antimicrobial therapy for acute cholangitis and cholecystitis [J]. J Hepatobiliary Pancreat Sci, 2018, 25(1): 3-16.